David Lindner
Uta Karen Mempel

Klangschalen
für Wellness und Sauna

Klangübungen und Klangzeremonien in Saunen, Bädern und Ruheräumen. Für daheim, zur Begleitung von Gruppen, für den professionellen Einsatz durch Saunameister

Traumklänge - Klangreisen mit Klangschalen

Zur Entspannung,
Harmonisierung und Vitalisierung

Traumzeit
Verlag der Neuen Klangkultur

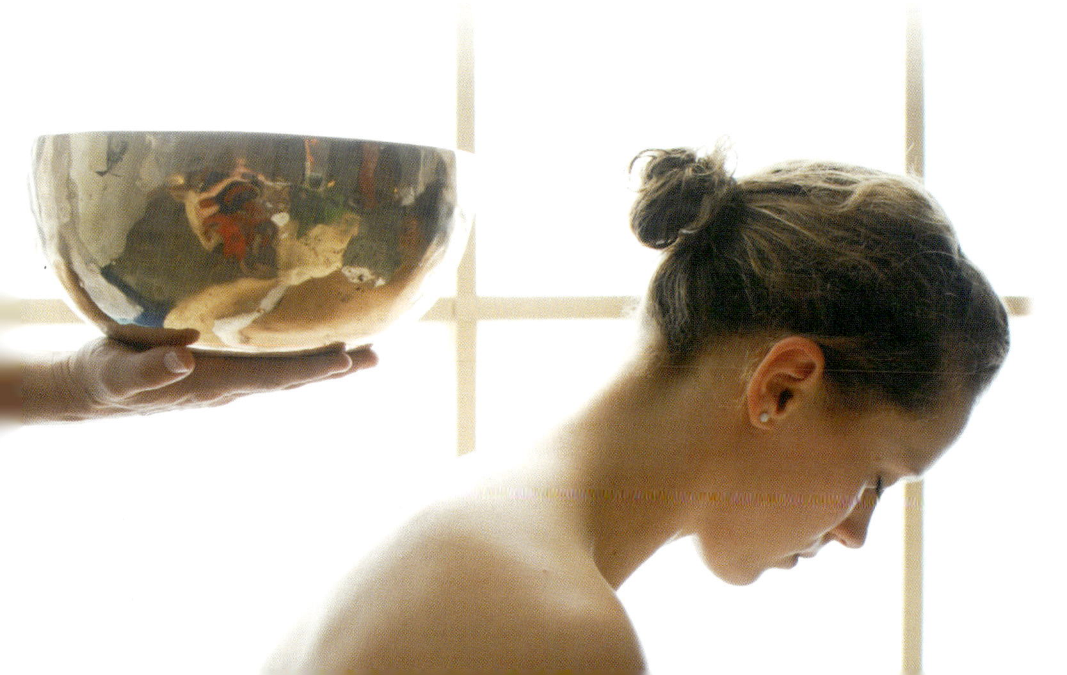

Inhalt

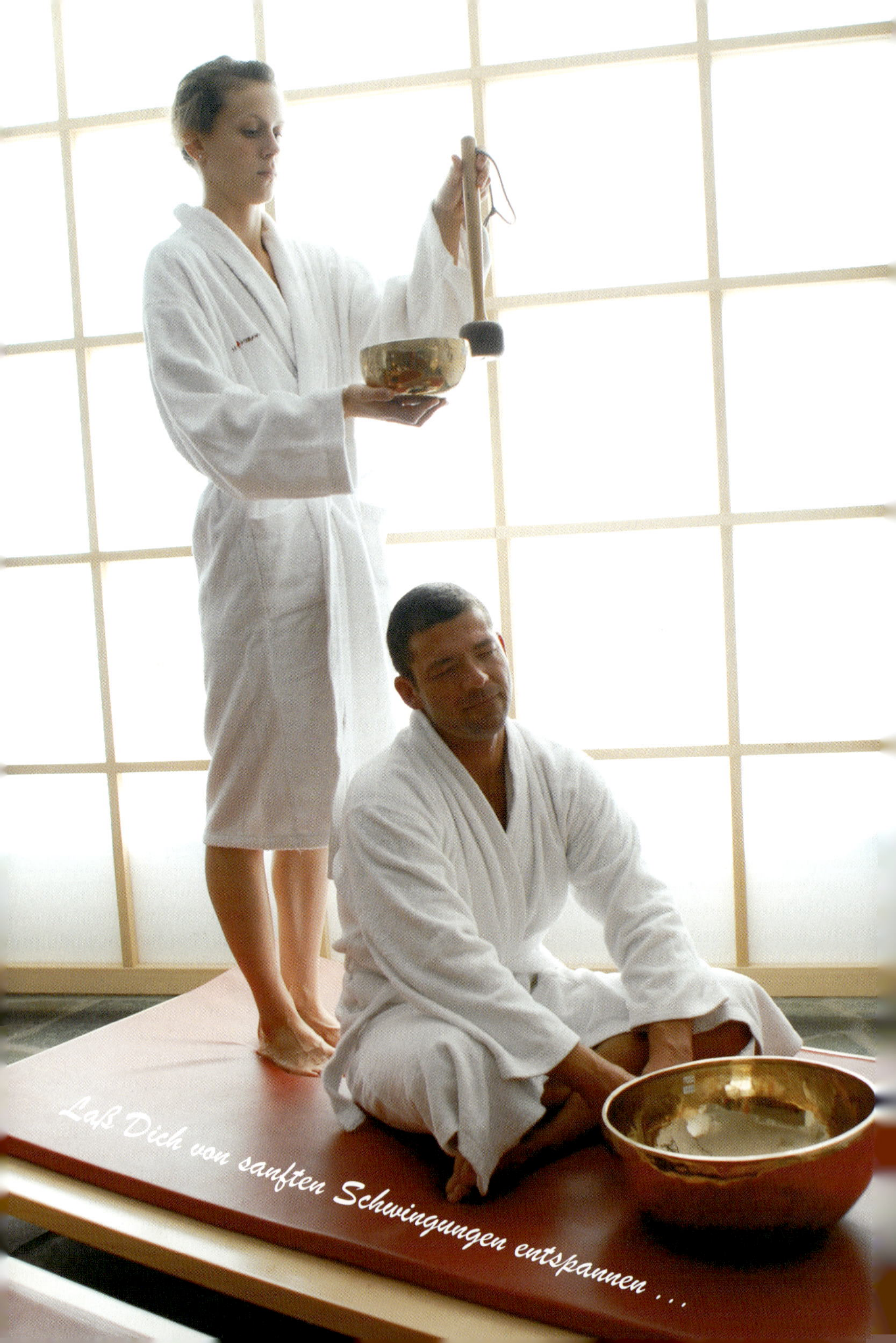
Laß Dich von sanften Schwingungen entspannen ...

Zeit für Dich selbst

Der Alltag beansprucht uns alle: Ob im Beruf, in der Familie oder im sozialen Umfeld, der moderne Mensch steht vor stets neuen und zum Teil hochkomplexen Herausforderungen, die es wie in unserer Gegenwart so zuvor noch nie gegeben hat. Natürlich ist das anstrengend und kann zu Stress, Abgespanntheit und zu körperlicher wie seelischer Disharmonie führen.

Schon seit Jahrtausenden gehen die Menschen zur körperlichen wie geistigen Regeneration in Wohlfühl-Tempel, in allen Zeitaltern und zahllosen Kulturen. Wärme und Ruhe, Wasserbäder und sanfte Behandlungsmethoden werden seit jeher geschätzt, um vom Alltag zu regenerieren und neue Kraft zu tanken. Schon immer waren gerade die engagierten Geister ihrer Zeit stets auch Freunde der Sauna- und Bäderkultur. Sie wußten genau: Wer sich Zeit nimmt für sich selbst, gewinnt Kraft und Ruhe, um in den Unbilden des Zeitgeschehens die Übersicht zu behalten und dem eigenen Lebensweg treu zu bleiben.

Neue Impulse aus dem Reich der Klänge

Seit einigen Jahren nun hält ein äußerlich unscheinbares Klanggefäß Einzug in das Wellness-Bewußtsein der Gegenwart: Die Klangschale. Ursprünglich aus dem indischen Raum stammend, finden diese klingenden Metallgefäße im Westen immer mehr begeisterte Hörer. Die Klangschale ermöglicht schon dem Laien, durch einfaches Anspiel und gefühlvollen Einsatz geradezu erstaunliche Entspannungseffekte zu erzielen.

Kreative Klangpioniere wie Uta Karen Mempel bringen mit speziellen Übungen und Anwendungen die Klangschalen in den Wellness- und Saunatempeln unserer Zeit zum Einsatz. Klangschalen sind dazu prädestiniert, in diesem Bereich eingesetzt zu werden, denn hier verstärkt sich - richtig angewendet - ihre Wirkung ganz beträchtlich. Ja, sie kommt in ihrer Wellness-Wirkung hier erst vollends zur Entfaltung.

Selbst seit vielen Jahren als Klangmassage-Ausbilder und Saunagänger aktiv, sprach mich Utas Idee, ihr Ausbildungskonzept des "Klangaufgusses", das sie inzwischen europaweit in Saunen, Thermen und Bädern an Saunameister vermittelt, in Buchform zu bringen, sofort an. Besonders überzeugte mich ihre Idee, hier ein an Entspannung und neuen Erfahrungen interessiertes Publikum, das oft noch nicht mit Klangschalen in Berührung gekommen ist, für eine neue Wahrnehmung begeistern zu können. Wie in allen meinen Klangbüchern findest Du (und in allen erlaube ich mir das *Du*, denn die Dinge, die wir anleiten, haben mit Herz und Seele zu tun - da paßt das *Sie* einfach nicht) hier also klare Anleitungen und inspirierende Übungen. Begleitet wird alles von sinnlichen Fotos, die Dir Lust auf die Begegnung mit Klangschalen machen.

Wellness und Klangerfahrung

Wir haben dieses Buch für Einsteiger im Klangbereich konzipiert. Ohne großes theoretisches Beiwerk zeigen wir Dir auf einfach nachvollziehbare Weise, wie Du mit Klangschalen umgehen und ihnen so wohltuende Klänge entlocken kannst. So wenig Theorie wie nötig, so viel praktische Anleitungen wie möglich.

Du lernst Klangschalen zu Deinem eigenen und zum Wohle anderer Menschen einzusetzen. Übungen und Abläufe, wie Du Klangschalen im Wellnessbereich - der Sauna, Swimmingpools, Entspannungsräumen oder bei einem Bad - benutzen kannst, sind Schritt für Schritt beschrieben.

Professioneller Ansatz

Dieses Praxisbuch richtet sich ebenso an professionelle Sauna- oder Bademeister wie an interessierte Laien, die Klänge im Wellness-Bereich daheim oder im gemeinsam mit Freunden anwenden wollen. So lernst Du mit diesem Werk Übungen kennen und umsetzen, um kleine bis mittlere Gruppen mit den entspannenden wie gesundheitsfördernden Klangerfahrungen in Berührung zu bringen. Nahezu alle Übungen lassen sich auch zu Zweit zu Hause in der Heimsauna und der Entspannungsecke realisieren.

Freude und Entspannung

Du wirst schnell feststellen: Klangschalen passen wunderbar in Saunen und Bäder. Daheim genauso wie in beeindruckenden Wellnesstempeln wie zum Beispiel den SchwabenQuellen in Stuttgart (in denen übrigens die meisten Fotos dieses Buches gemacht wurden). Klangschalen helfen auf einfache Art und ohne komplizierte geistige Konzepte, tief in die Entspannung einzutauchen. Von dieser Freude erzählt Dir das vorliegende Buch. Viel Spaß im Reich der Klänge!

David Lindner & Uta Karen Mempel

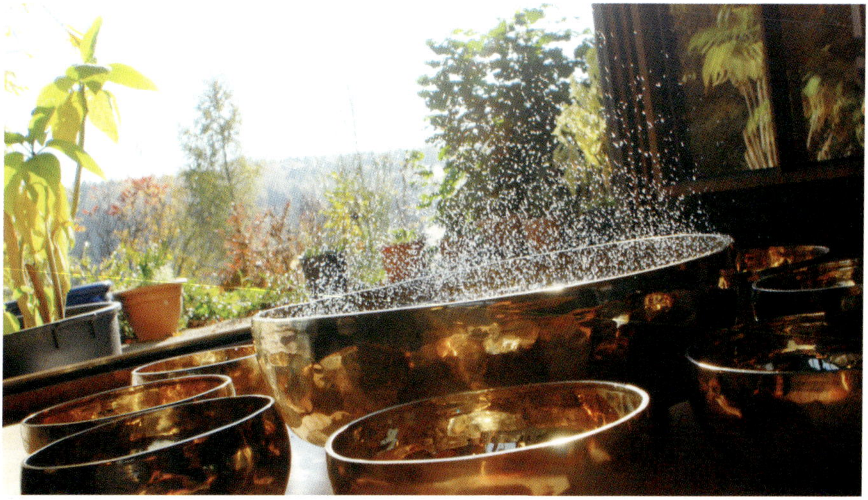

Die Welt der Klangschalen

Dieses Buch hilft Dir, einen eigenständigen Zugang zum Thema Klangschalen zu finden. Es soll Dich dabei unterstützen, Deine Wahrnehmung für Klänge zu schärfen. Mit dem Ausprobieren der Anleitungen und dem Durchführen der Übungen und Entspannungen kannst Du mehr und mehr lernen, Deinem Gefühl zu vertrauen. Das ist unser Wunsch und Ziel: daß Du zu einem eigenständigen Umgang mit Klangschalen gelangst und offen bleibst für kreative Impluse.

Die Akademie für heilsame Klangkunst und der Traumzeit-Verlag wollen die Vielfalt der Meinungen und Ideen auf dem Klangmarkt fördern und initiieren Kooperationen zwischen verschiedenen Schulen, solange diese ebenfalls für ein tolerantes Miteinander stehen. Wir sind der Meinung, daß gegenseitiger Respekt zur Entwicklung der Klangkultur beiträgt. Obwohl dies ein Buch über Wellness und die schönen Seiten des Lebens ist, möchte ich Dich, liebe Leserin, lieber Leser, kurz dafür sensibilisieren, daß nicht alle Klangfreunde diese Weltsicht teilen.

Wenn Du mit Klangschalen öffentlich auftrittst, wirst Du hier und dort auf Einzelpersonen und Verbände treffen, die so tun, als hätten nur sie eine seriöse Ausbildung und das entscheidende Wissen und Können in Sachen Klangschalen. Laß Dich davon nicht verwirren. Die Arbeit mit Klängen ist eine ganz persönliche und individuelle Erfahrungs-Wissen-Schaft. Keiner sollte Dir sagen, was gut für Dich ist. Du mußt es selbst herausfinden. Nur Du weißt, was für Dich gut ist!

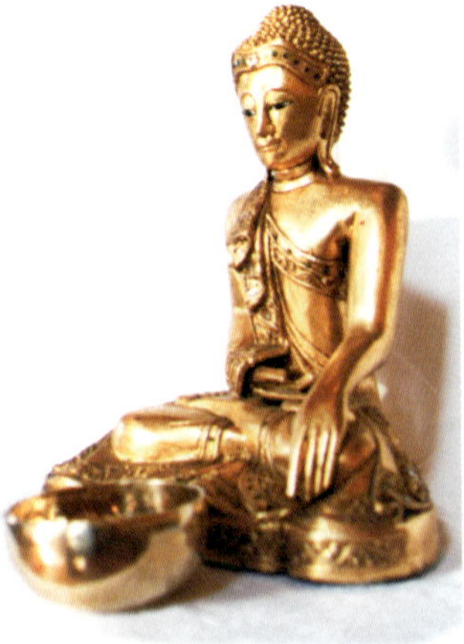

Vom Ursprung der Klangschalen

Macht man sich auf die Suche nach Klangschalen, so wird man inzwischen ohne allzu großen Aufwand fündig: In Esoterikläden, im Internet oder bei auf exotische Instrumente spezialisierten Musikhändlern findet man in der Regel eine kleine bis mittlere Auswahl. Hier und dort gibt es sogar auf Klangschalen spezialisierte Händler mit einem sehr umfassenden Angebot verschiedener Klangschalen.

Meistens finden wir hier die so genannten tibetischen Klangschalen oder auch Himalayaschalen, mit denen wir auch hier im Buch arbeiten. Diese Schalen setzen wir aufgrund ihrer besonderen Eigenschaften für Anwendungen im Wellness-Bereich ein.

Bei den Bezeichungen tibetische Klangschale oder Himalayaschale handelt es sich um eine Art Markennamen. Er bedeutet nur noch selten, das die Klangschalen aus Tibet oder dem Himalaya kommen. Die meisten Klangschalen kommen heute aus Indien, Asien und zum Teil aus Nepal. Ursprünglich waren Schalen hier als Opfer, Eß-, Bet- oder Bettelschalen in Benutzung.

Wahrscheinlich kamen die Schalen mit dem Buddhismus aus Indien, vielleicht fußen sie auch in schamanischen Traditionen vorbuddhistischer Kulturen. Oder beides zugleich.

Die zuverlässigste Quelle, die ich habe, ist Usha (53), eine Bekannte aus Indien. Sie erzählte mir einmal: "Diese Schalen, die Du benutzt, die hatten wir früher als Koch- und Eßgeschirr. Wir Kinder haben sie manchmal aus der Küche stibitzt, um darauf Musik zu machen. Manchmal haben wir sie auch auf unsere Bäuche gestellt, weil sich das so schön anfühlte. Irgendwann sind sie alle geklaut worden. Du mußt wissen, diese Schalen waren kostbar und nur wohlhabende Inder hatten solche, jedenfalls da, wo ich herkomme. Ärmere Menschen haben Schalen aus billigeren Metallen benutzt."

Und so kann es gut sein, daß Klangschalen in der Form, wie wir sie kennen in ihrem Ursprung immer Eßgeschirr gewesen sind. Eben Eßgeschirr, das toll klingt. Zauberhaftes Eßgeschirr!

Woher kommt die Klangschalen-Klangmassage?

Die Urform der Klangmassage (also der Übertragung von Schwingungen und Tönen von einer Klangquelle auf einen anderen Menschen (oder auch ein Tier) mit der Absicht, dadurch wohltuend auf den Behandelten einzuwirken, liegt im Leib der Mütter. Solange das Gedächtnis der Menschheit zurückreicht, singen Mütter (und Väter) schon für ihre Ungeborenen. Und dieser Gesang überträgt sich fraglos nach den Prinzipien der Klangmassage über den Körper der Mutter auf das ungeborene Leben.

Seit jeher, in allen Kulturen der Welt lassen Eltern für ihre Kinder Melodien erklingen und halten sie dabei in ihren Armen. Die Klangschwingungen der vibrierenden elterlichen Körper übertragen sich natürlich auf das Kind. Jede Mutter, jeder Vater heute spürt und weiß das.

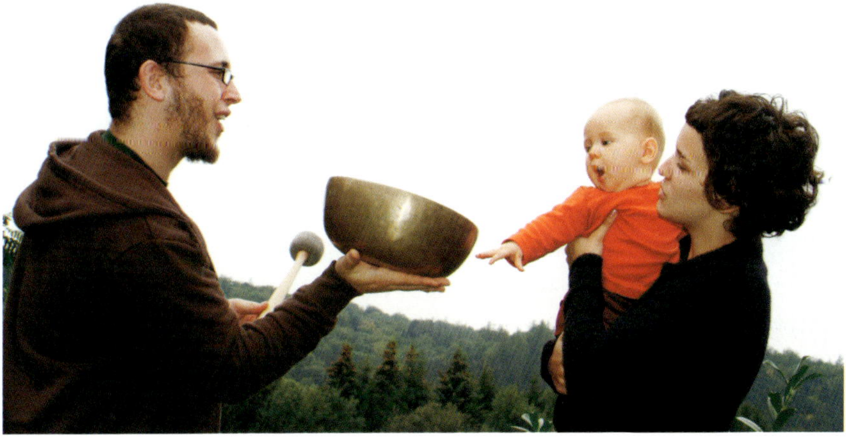

Babys lieben Gesang. Und Klangschalen finde sie oooooh! gaaanz toll!

Wenn Du in eine alte Kirche oder Kathedrale gehst und - wenn Du alleine bist - dort zu singen anhebst und singend die Kirche erwanderst, dann wirst Du spüren, wie die Schwingung Deiner Stimme sich von bestimmten Punkten in der Kirche aus ganz enorm verstärkt in den ganzen Kirchenraum erweitern. Vor langer Zeit verstanden die Menschen die Texte, die die Priester sprachen und sangen nicht. Das war schon Magie für sie: Latein zu hören und zu denken: Das sind Gottes Worte. Aber dieses Latein wurde durch die Akustik des Raumes *körperlich* spürbar gemacht. Es wurde zur Klangmassage!

Klangschwingungs-Übertragung auf den Körper = Klang-Massage.

Warum, glaubst Du, sind die Boxen auf Rockkonzerten so groß und ist die Musik so laut? Damit die Musik körperlich spürbar wird. Klangmassage!

Die Klangschalen-Klangmassagen haben in den letzten Jahrzehnten viele klangbegeisterte Menschen für sich selbst entdeckt. Die Methode ist sehr jung und vielen kleinen Schulen entwickeln sie auf kreative Weise weiter. Und ich wette, wenn Du die Übungen in diesem Buch ausprobiert hast, wirst Du schon bald auf eigene Ideen kommen, was man noch mit Klangschalen im Wellness-Bereich "anstellen" könnte und Deine eigenen Sachen kreieren. Schreib uns ruhig, wenn Du eine tolle Idee hattest - wir lieben den Austausch!

Warenkunde Klangschalen

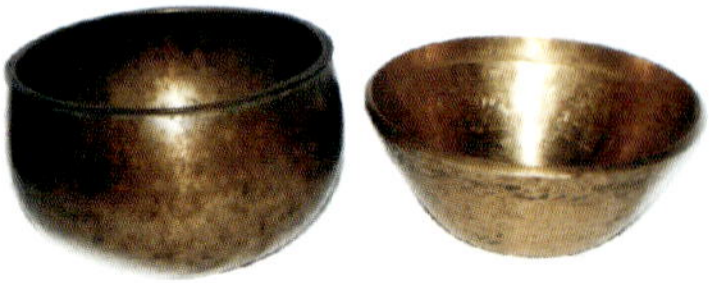

Das Alter der Klangschalen

Es finden sich viele Klangschalen im Handel, die als *alt* oder *antik* ausgezeichnet sind. Natürlich kann man fünf oder zehn und vielleicht auch fünfzig Jahre alte Klangschalen als antik bezeichnen, wenn man mag. Aber mal Hand aufs Herz: Alles Alte pauschal mit Gut gleich zu setzen, wie es viele Menschen - weil sie von der Moderne übersättigt sind - im Westen gerne tun, ist das stimmig? Bei Klangschalen jedenfalls trifft es nicht zwangsläufig zu.

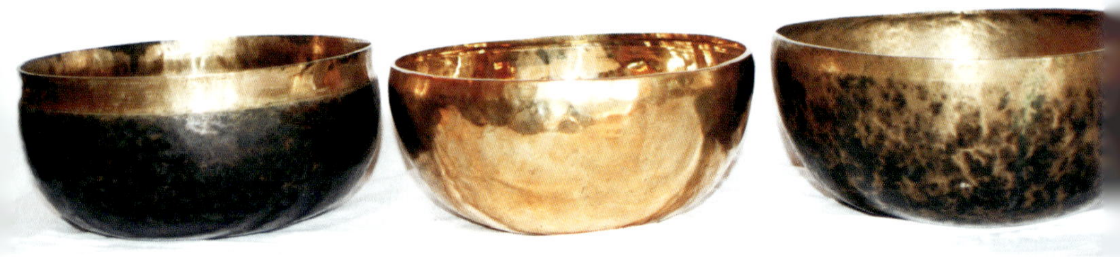

Viele Klangschalen werden mit speziellen "Behandlungstricks" auf alt getrimmt. Ebenso kann man ohne weiteres auch eine wirklich alte Schale durch kraftvolle Politur blitzeblank bekommen.

Es mag ja schon noch die eine oder andere ältere Schale im Handel sein, doch unser Fachrat: ***Laß Dich nur von der Qualität des Klanges leiten*** und nicht von Etiketten über ihr Alter! Der Klang entscheidet!

Klangschalenherstellung

Indische, tibetische und Himalaya-Klangschalen schmiedet man aus Metalllegierungen. Dabei werden verschiedene Metalle verschmolzen und es wird ein Guß erstellt. Aus diesem Guß wird in bisweilen tagelang dauernder Schmiedearbeit die Schale gehämmert und getrieben, schließlich poliert und bei manchen Schalen noch mit Ziergravuren versehen. Jeder Hersteller hat dabei so seine "Geheimrezeptur" was alles an verschiedenen Metallen (von fünf bis fünfzehn Metallen ist die Rede) in die Schale hineinkommt. Nun versuchen Dir einige Anbieter, ihre Schalen als gut zu verkaufen, weil da eine gewisse Anzahl von Metallen in der Schale sind (über genaue Mengenverhältnisse mag Dir keiner Auskunft geben). *Laß Dich nicht verwirren:* Klangschalen müssen durch ihren Klang überzeugen. Durch sonst gar nichts. Wenn sie mit der Zahl ihrer Metalle beworben werden, ist das Marketing. Frag mal nach Gold in Klangschalen: Da hörst Du seit neuestem, das wird in homoöpathischen Tropfen beigefügt ....

Unser Fazit: Uns ist noch kein Klangprofi begegnet, der heraushören konnte, ob eine Schale mit fünf oder mit fünfzehn Metallen gespielt wird!

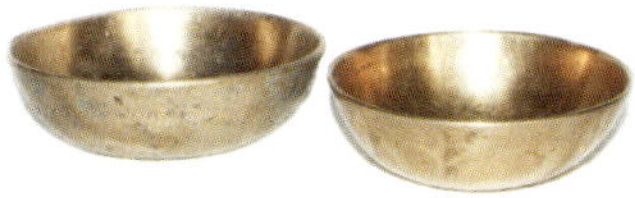

Assam-Klangschalen

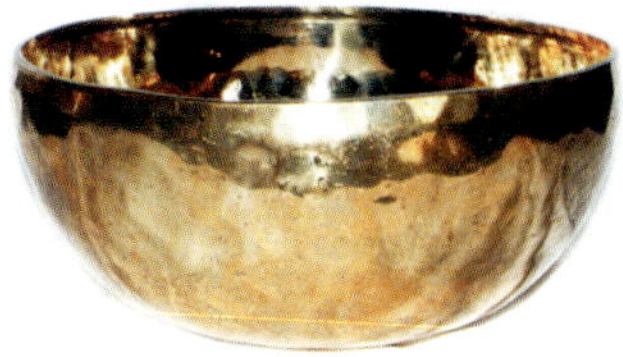

Indische Klangmassage-Klangschale

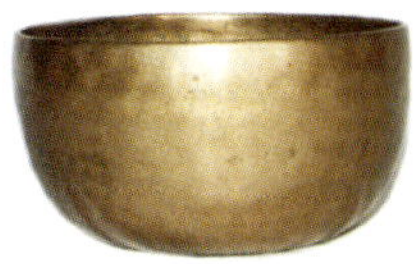

Indische Klangmassage-Klangschale

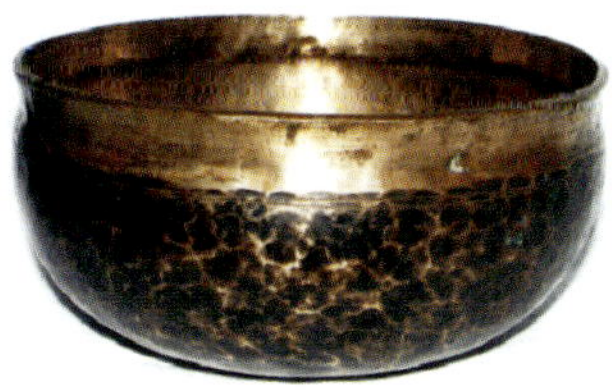

Bengalen-Klangschale

Verschiedene Klangschalen-Typen

Um passende Klangschalen für die Wellness-Arbeit zu finden, ist es sinnvoll, Klangschalen ganz grob in zwei Gruppen zu unterteilen: in handgetriebene und maschinell produzierte Schalen.

Maschinell produzierte Schalen werden zum Beispiel in Formen gegossen oder aus einem Metallblock heraus gefräst (Bild 2 von unten: Japanische Rin-Klangschalen) oder wie bei Kristallschalen (Bild unten) in industriellen Prozessen und aufwendigen technologischen Verfahren hergestellt.

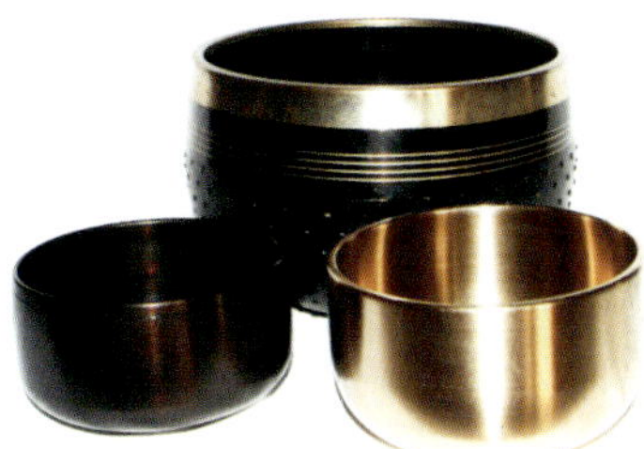

Japanische Rin-Klangschalen

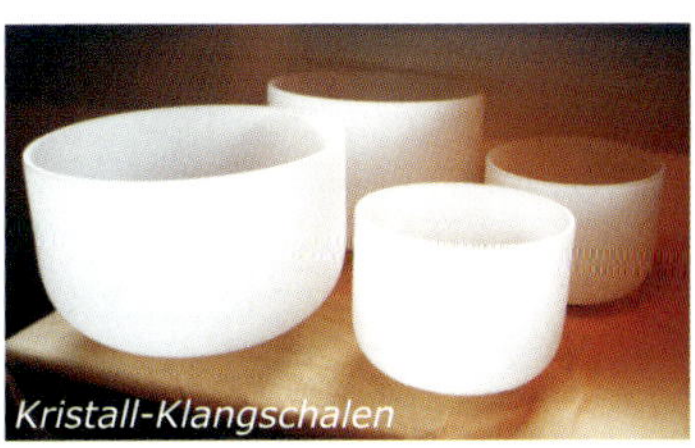

Kristall-Klangschalen

Handgetriebene Schalen dagegen werden, wie schon beschrieben, von Handwerkern in Dutzenden von Arbeitsschritten unter Hitzeeinwirkung zum Teil über mehrere Tage lang gehämmert beziehungsweise getrieben.

Ein wesentlicher Unterschied zwischen diesen Fertigungsmethoden: Die maschinell produzierten Schalen haben in der Regel ein gleichmäßigeres Klangbild als die handgetriebenen. Ihre Materialschwingungen sind an allen Stellen der Schalenrundung ziemlich gleich. Bei den getriebenen Schalen dagegen verhält sich das Material dynamischer, der Ton breitet sich nicht von allen Stellen der Schalenrundung her gleichmäßig aus, sondern weist leichte bis starke Schwankungen auf.

Auch wirken die Töne der Schalen bei maschinell produzierten oft ruhiger, klarer und linearer, während getriebene Schalen sehr vielschichtige und abwechslungsreiche Schwebungen und Rhythmen in einer Schale beherbergen können. Handgetriebene Schalen wirken oft sinnlich-körperlicher während maschinell produzierte stärker die geistigen Wahrnehmungsebenen ansprechen. Die einen regen die Hirnaktivität an, die anderen sorgen für Ruhe in Kopf.

Für den Einsatz in Saunen ziehen wir klar die handgetriebenen Schalen vor - sie sprechen eher unsere intuitive, fühlende Seite an und wirken förderlich auf die körperliche Entspannung. Das paßt gut in die Wellness-Tempel der Gegenwart. Sehr hochwertige gegossene Klangschalen kann man gut in Ruheräumen einsetzen. Sie klären den Geist und sorgen für freie innere Räume.

Aber natürlich lassen sich getriebene Schalen auch hier hervorragend einsetzen und stellen - gerade bei begrenztem Budget - die optimale Wahl für alle Wellness-Bereiche da.

Bei den handgetriebenen Schalen gibt es viele verschiedene Formen und sehr viele verschiedene Anbieter. Namen wir Bengalen-, Orissa- oder Assamschale deuten auf die Region hin, in denen diese Schalenform ursprünglich gebaut wurde (sie alle werden aber wieder "Tibetschalen" genannt). Ist man nicht wissenschaftlich interessiert, ist es weitgehend müßig, sich mit den Herstellungsregionen zu beschäftigen. Von überall her gibt es Schalen, die gut und weniger gut klingen.

Ein bißchen mehr Aufmerksamkeit kann man dem Klangvergleich im Verhältnis zur Bauweise widmen. Schalendicke, die Stärke von Rand und Boden und der Verlauf der Schalenwand sind Faktoren, die den Klang der Schale klarer prägen. Ich würde mich jedoch dennoch hüten, bei einer

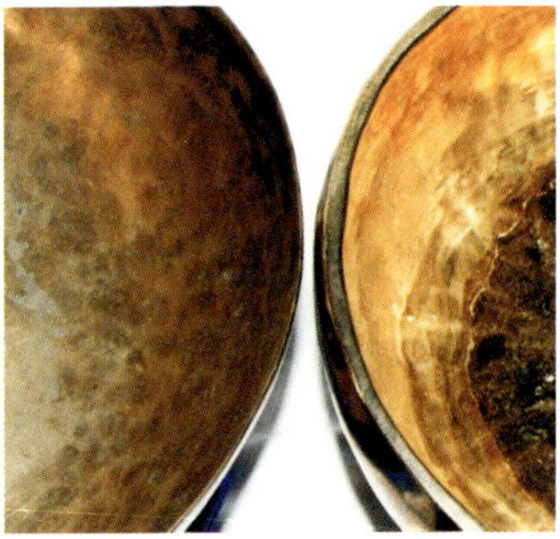

gleichen Schalenform stets dasselbe Klangverhalten zu erwarten. Klangschalen überraschen hier immer wieder. Man muß jede einzeln in die Hand nehmen, sie anspielen und ihr zuhören, um zu entscheiden: Die gefällt mir oder eben nicht.

Neuere Klangschalen, die gezielt für den Einsatz in der Körperarbeit herstellt werden, haben oft eine dickere Wandstärke und somit mehr Gewicht. So gerät dann beim Anspielen mehr "Masse" in Schwingung. Sie klingen länger. Auch zeigen etwas dickwandigere Klangschalen (rechts im Bild) meistens klarere Töne und Obertöne, während dünnwandige Schalen gerne weicher, indifferenter und bisweilen auch schwammig klingen.

Wie wähle ich Klangschalen für die Wellnessarbeit aus?

Es ist sinnvoll, einen Fachhändler selbst aufzusuchen und sich die Schalen vor Ort zusammenzustellen. Der Händler sollte:

a) eine große Auswahl und - falls Du Dich für diese Variante interessierst:
b) Klangschalen mit ausgemessenen Tönen im Sortiment führt.

Ausgemessene Töne erleichtern das Zusammenstellen stimmiger Sets ungemein. Es ist überaus aufwendig, ohne ausgemessene Töne eine Klangfolge von fünf harmonischen Tönen zusammen zu stellen, bei der jede Schale zu jeder Schale paßt, damit sie sich stimmig arrangieren lassen. Zudem sollte jede Schale mit jeder anderen Schale im Set gut klingen und Du solltest auch verschiedene Töne für die verschiedenen Wahrnehmungsebenen in Körper, Geist und Seele im Set haben. Da bedarf es einer wirklich großen Auswahl. Wichtig ist, daß man bei einer Person seines Vertrauens Klangschalen aussucht und sich mit der Auswahl Zeit läßt.

Klangschalen-Sets, die Du im Wellness-Bereich einsetzen willst, sollten:

- ein Klangbild haben, in dem sich Grundton und ein bis zwei Obertöne klar unterscheiden lassen,
- für langes und klares Schwingungsverhalten eher dickwandig sein,
- eventuell ausgemessene Töne haben,
- eine kleine, zwei (bis drei) mittlere und eine größere Schale enthalten.

Tonfolgen

Die besonderen Eigenschaften der Klangschalen sind ihr obertonreiches Klangspektrum und ihre Schwingungen. In der Klangmassage auf dem Körper sind es vor allem die Schwingungen und Vibrationen der Klangschalen, die gebraucht werden. In der Klangentspannung und auch in der Sauna hingegen sind die Töne und Klänge wichtiger. Die Töne der Klangschalen müssen gut miteinander harmonieren.

Die Töne hierzu werden anhand unserer Tonleiter bestimmt. Hier nun einige Kombinationen, die schön miteinander klingen:

3-er Sets

Molldreiklänge
Wirkung: nach innen gehend, melancholisch, verträumt

A - C - E
F - As - C
B - Des - F
D - F - A

Verminderte Dreiklänge
Wirkung: mystisch, geheimnisvoll

C - Es - Ges
As - H - D
A - C - Es
D - F - As

Dur-Dreiklänge
Wirkung: kraftvoll, dynamisch

C - E - G
E - Gis - H
D - Fis - A
H - Dis - Fis

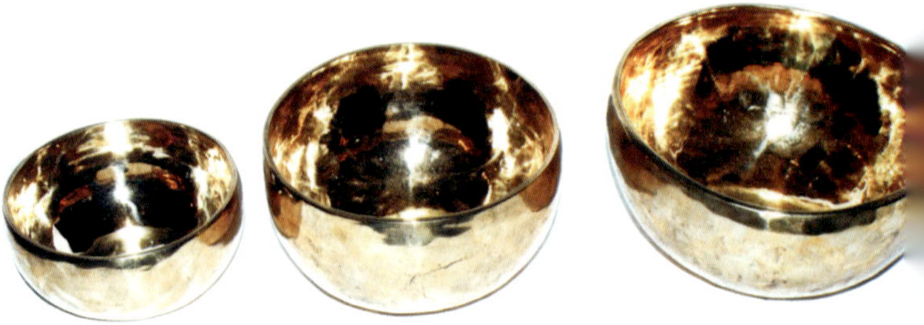

Ein 3er-Set mit kleiner, mittlerer und größerer Schale.

4-er Sets

Dur-Dreiklang mit kleiner oder großer Septime:
Wirkung: öffnend und kraftvoll, körpernah

C - E - G - B/H
As - B - D - F
F - A - C - Es/E

Moll-Dreiklang mit kleiner Septime
Wirkung: sakral, meditativ

C - Es - G - B
G - B - D - F
Es - F - As - C

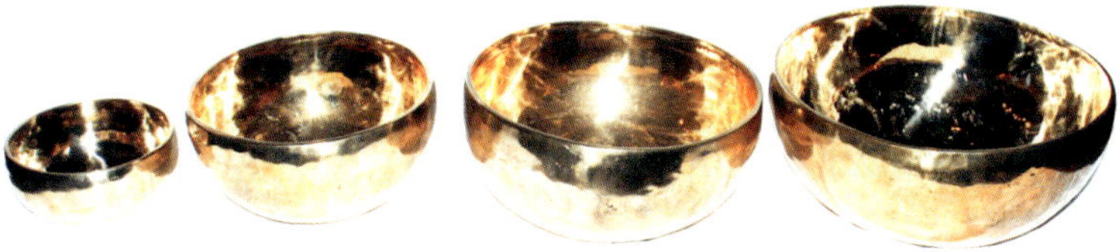

Ein 4er-Set mit kleiner, zwei mittleren und einer großen Schale.

5-er Sets

Die Wirkung bei den 5-er Sets ist ähnlich der 4-er Sets. Sie bieten jedoch viel mehr Variationsmöglichkeiten, da nicht nur mit verschiedenen Klangkombinationen, sondern auch mit Klangkaskaden gearbeitet werden kann, die einen sehr kraftvollen Klangteppich erzeugen.

Dur-Dreiklang mit Septime und None:

C - E - G - B - D
F - A - C - Es - G
G - A - Cis - E - H

Moll-Dreiklang mit Septime und None:

A - C - E - G - H
G - B - D - F - A
D - F - A - C - E

Dur-Dreiklang mit Septime und Oktave (Das ` an den Tönen steht für: eine Oktave höher).

A - Cis - E - G - A`
E - Gis - H - D - E`

G - H - D - F - G`

Moll-Dreiklang mit Septime und Oktave

A - C - E - G - A´
D - F - A - C - D´
Fis - A - Cis - E - Fis´

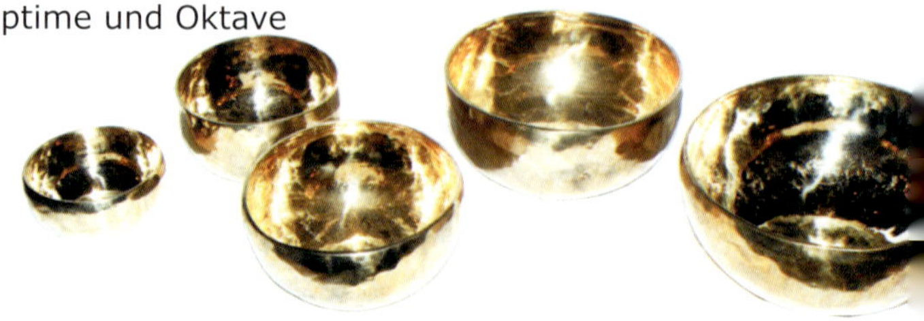

Ein 5er-Set mit zwei kleinen, zwei mittleren und einer großen Schale

Dies sind nur einige beliebte Beispiele. Es gibt natürlich noch viele weitere. Dur- oder Molldreiklänge mit einer Sexte oder Septime sind immer schön anzuhören. Wer nun nicht gerade ein Musiker ist, kann sich aber auch auf sein eigenes Gehör verlassen. Ansonsten hilft ein guter Berater gerne weiter.

Die Pflege der Klangschalen

Du hast mit Klangschalen eines der ganz wenigen Konsumprodukte in unserer Zeit, die ohne weitere Pflege älter werden als Du und Deine Kindeskinder. Einzig sehr harte Stöße und Sturz können Deiner Klangschale unwiderruflichen Schaden zufügen, weil sie dabei Gefahr laufen, zu reißen.

Laß kleine Kinder nicht mit Schalen unbeaufsichtigt spielen. Sie testen garantiert auch Hammer, Aschenbecher oder Besteck als Anspielhilfen aus, wenn sie Langeweile haben.

Stell Klangschalen nicht auf heiße Herdplatten oder in die Glut des Feuers! Sie schmelzen!

In der Regel reicht es, die Klangschalen ab und an mit einem nebelfeuchten Tuch vom Staub zu befreien. In der Sauna sind Klangschalen jedoch auch der Aufgußmischung und der hohen Luftfeuchtigkeit ausgesetzt. Dies *kann* bei häufigem Gebrauch zu einer Patina führe. Du wirkst dem entgegen, wenn Du die Schalen nach dem Aufguß mit einem trockenen Handtuch ordentlich abreibst.

Wenn Klangschalen doch einmal Witterungszeichen zeigen, ist das kein Drama. Du kannst sie mit einer feinen Metallpolitur wie sie auch für Kupfer- und Messingbesteck verwendet wird oder, wenn die Patina zu stark wird, mit *Wiener Kalk* (einem biologischen Mittel aus dem Reformhaus) reinigen.

Was kosten Klangschalen?

Klangschalen werden in der Regel nach Gewicht berechnet. Die Preise reichen von 90 bis 240 Euro pro Kilogramm, je nach Anbieter und Qualität. So kosten kleinere Schalen von 30 bis 100 Euro und große Schalen auch mal 300-600 Euro. Die riesigen Schalen, die man für Fußbäder einsetzt (und von denen man natürlich nur eine braucht), kommen auch auf 1000, 2000 Euro oder mehr.

Diese Preise mögen ganz schön hoch erscheinen, aber es ist zu vermuten, daß mit steigenden Weltmarktpreisen für Metalle, Treibstoffe, Zölle und den allfälligen steigenden Steuerabgaben in deutschen Landen die Preise langfristig sogar noch steigen werden.

Für Wellness-Sets mit fünf Schalen solltest Du also so um die 500 bis 2000 Euro, je nach Größen-Auswahl und Anspruch, veranschlagen. Sets mit gestimmten Schalen sind in der Regel einiges teurer als Sets ohne Stimmungen.

Vergiß nicht: Klangschalen halten **mehrere** Leben lang. Es gibt kaum noch Produkte in unserer Zeit, die derart langlebig sind wie Klangschalen. Es sind Anschaffungen für die (menschliche) Ewigkeit.

Ich betone nochmals: Dies sind unsere Kriterien für die Klangschalenauswahl. Sie bedeuten nicht, daß es nicht auch andere Kriterien gibt, die gut sind. Meiner Meinung nach gibt es viele gute Klangschalen auf dem Markt und nicht nur die, die ich oder Uta benutzen. Wer seine Schalen in den Himmel lobt, andere aber für schlecht erklärt, dem geht es nicht um Dich, sondern um seinen Umsatz.

Speziell für den Wellness-Bereich ausgewählte Einzelschalen, Schalensets in verschiedenen Größen und eine größere Auswahl Schalen für Fußbäder findest Du hier: www.wellness-klangschalen.info

Mach Dir selbst Dein Klangbild ...

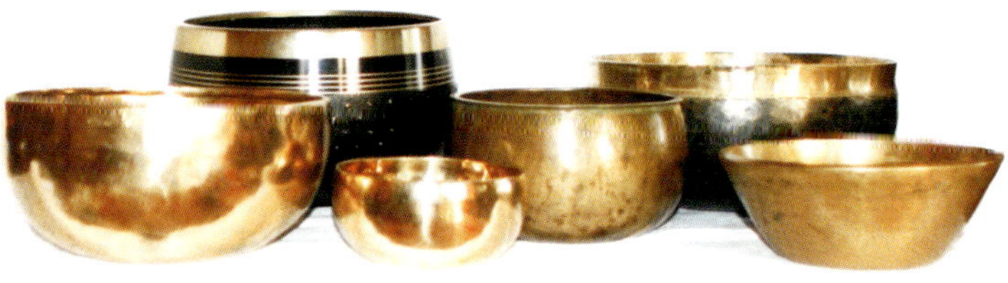

Wieso wirken Klangschalen so entspannend?

Klangschalen haben eine ganz besondere Qualität, die sich in dieser Art und Intensität nur bei ihnen einstellt: Ihr Klang wirkt auf die Mehrzahl aller Menschen tief entspannend. Und dies ohne daß sie sich bewußt auf spezielle Entspannungs- und Wahrnehmungstechniken einlassen oder diese gar trainieren müssen, wie das doch bei den meisten Entspannungstechniken (wie zum Beispiel Meditationen oder Autogenem Training) der Fall ist. Auch der völlige Klang-Laie und sogar Menschen, die den Klangschalen und Mentaltechniken eher kritisch gegenüberstehen, können erstaunlich schnell und sehr tief entspannen, wenn sie Klangschalen zuhören.

In dieser Tatsache liegt der enorme Siegeszug der - handgetriebenen - Klangschalen bei uns im Westen begründet: Die meisten Menschen sind ja nicht sonderlich motiviert, sich Entspannung durch Übungen und mentale Methoden, die man über längere Übungszeiträume genau zu befolgen hat, hart zu erarbeiten. Die Klangschalen liefern - und das ohne den schalen Beigeschmack, eine oberflächliche Wirkung zu haben - eine *Instant-Methode,* um zügig und tief entspannen zu können.

Wissenschaftliche Ansätze zur Wirkung der Klangschalen

Es sei vorweggeschickt: Es gibt noch keine größeren Studien zum Einsatz von Klangschalen in Wellness und Therapie. Die hier beschriebenen Wirkungsmechanismen sind noch weitgehend unerforscht. Auch stellen sie nur einen kleinen Ausschnitt möglicher Wirkmechanismen dar.

Ich finde den sogenannten wissenschaftlichen Beweis aber im Grunde auch völlig überflüssig. Wen die Klänge der Klangschalen und die eigene Wahrnehmung nicht überzeugen, den können smarte Zahlen und Statistiken im Grunde nur noch täuschen.

Es gibt das inzwischen gewaltige Wissens- und Erfahrungsfeld von Abertausenden von Klangschalen-Benutzern, von denen viele aktive Forschungsarbeit in der Praxis betreiben. Die Ergebnisse dieser Praxiserfahrungen sind schlicht: beeindruckend.

Die Schalenvibration als Mikromassage

Diesen Effekt nutzen alle uns bekannten Klangschulen, und er ist leicht nachzuprüfen: Handgetriebene Klangschalen mit starker Materialschwingung im Boden der Schale übertragen die materiellen Schwingungen der

Schale beim Anspiel auf den Körper des Menschen, auf dem sie stehen. Diese Schwingungen sind hochfrequent, das heißt, es sind viele Schwingungsbewegungen in kurzer Zeit. Wie Du sicher weißt, besteht unser Körper zu 70-90% aus Wasser, je nach Lebensalter. Wasser ist ein viel effektiverer Klangleiter, als Luft. So werden die von der Schale auf den Körper übertragenen Schwingungen wirklich gut durch den ganzen Körper und all seine Strukturen und Prozesse geleitet. Natürlich übertragen sich diese Schwingungen auch auf verspannte Körperpartien, wie auch auf im Körper abgelagerte Stoffwechselendprodukte (gerne auch "Schlacken" genannt), die sich durch die Mikromassage lösen können. Und natürlich übertragen sich diese Schwingungen auch auf jede einzelne Zelle. Ins Schwingen geraten auch die Moleküle der Zellen. Jeder Teilchenphysiker wird Dir bestätigen: Unsere Atome schwingen ebenfalls mit, wenn andere Schwingungen auf sie treffen.

Wir bekommen also - erst einmal ganz unabhängig von der spezifischen Stimmung der Schale gesehen - eine subtile und sehr feine Massage. Von dieser berichten die meisten Behandelten: Es schwingt und vibriert und klingt nicht nur da, wo die Schale steht, sondern auch in umgebenden oder gar weiter von der Schale entfernten Körperregionen. Und: Unter dieser Massage lösen sich nicht selten sogar chronische Spannungszustände auf.

Die Dynamik klar erkennbarer Obertöne

In jeder Klangschale gibt es mehrere Töne, die miteinander klingen. Grundsätzlich hat jede Klangschale einen Grundton und die dazu entsprechenden Obertöne.

Jeder Grundton, sei es im Klang einer Geige, Trompete oder Stimme, enthält viele sogenannte Obertöne. Diese Obertöne bewirken, daß ein Klang seine spezifische Charakteristik erhält. Das bedeutet: Wenn wir die Obertöne ausblenden, dann wirkt ein Klang „nackt". Es scheint ihm etwas zu fehlen. Durch die Obertöne können wir die verschiedenen Instrumente, aber auch unsere verschiedenen Stimmen erst richtig voneinander unterscheiden. Obertöne geben Klängen ihre individuelle Persönlichkeit und sind maßgeblich für die besondere Wirkung aller verschiedenen Töne verantwortlich. Wenn wir zum Beispiel sprechen, dann kann nur ein geübter Obertonsänger auf Anhieb unseren Grundton von unseren Obertönen unterscheiden. In Klangschalen ist das auch für den Laien sehr einfach möglich. Ein bis zwei Obertöne sind auch für ungeschulte Ohren leicht zu identifizieren. Diese aber sind fast nie exakt unserem tonalem Stimmungssystem zuzuordnen. Sie liegen „daneben" und klingen doch für die Mehrzahl der Menschen sehr angenehm. Wahrscheinlich ist es gerade das Zusammenspiel von nicht klar definierten Grund- und Obertönen in den Klangschalen, was ihnen diese besondere Wirkung verschafft. Die meisten Menschen fühlen Klangschalen unmittelbarer und intensiver als zum Beispiel ein Klavier oder eine Geige.

Positive Reizüberflutung und verändertes Wachbewußtsein

Die sehr tief entspannende Wirkung der Klangmassage mit Klangschalen kann unter anderem auch auf eine positive Reizüberflutung zurückgeführt werden. Diese Reizüberflutung führt direkt in einen so genannten Zustand veränderten Wachbewußtseins, einem Traumzustand ähnlich. Oder kurz: in einen Zustand tiefster Entspannung.

In einer einzelnen Klangschale werden drei, vier oder fünf unserem tonalen Verständnis nicht genau folgende Töne, Obertöne, Schwingungen und Schwebungen gleichzeitig hörbar. In einer Klangwelle kommen nun vier, fünf und manchmal zehn oder mehr Klangschalen - in verschiedenen Rhythmen gespielt - zum Einsatz. Versucht man diese Klänge bewußt zu analysieren, so berichten die meisten Hörer amüsiert, gelingt dies auf angenehme Weise nicht und man ist durch das analytische Hören überfordert.

Durch den angenehmen Klangcharakter der Schalen inspiriert, lassen dann auch sehr „verkopfte" Hörer einfach innerlich vom „Analysieren-Wollen" los. Dieses Loslassen im Hören ist stets mit einem körperlichen Loslassen gekoppelt. Herz- und Atemfrequenz senken sich ab, das Gehirn schaltet in den Alpha-Zustand. Durch die mentale Entspannung in Verbindung mit der auf Körperebene wirkenden Mikromassage wird die reinigende Aktivität von Leber und Nieren gesteigert und die Ausscheidung von Giften über den Stoffwechsel angeregt.

In der Sauna trifft diese Entspannungsreaktion nun auf einen durch die Wärme erhöhten Grundumsatz. Es wird also in die Reinigungsaktivität des Organismus eine Entspannung eingetragen, und ganz offensichtlich gehen diese theoretisch gegenläufigen physiologischen Reaktionen eine dynamische Verbindung ein. Jeder Saunagänger weiß: Manchmal braucht es eine Weile der Entspannung, ja ein, zwei Gänge, bis man so richtig schön schwitzen kann. Durch die Klangarbeit in der Sauna wird der „Schwitzeffekt" von Teilnehmerinnen an Klangaufgüssen als viel zügiger eintretend, als intensiver und fließender wahrgenommen.

Klangschalen - Anspieltechnik

Für die Wirkung der Klangschalen und ihren Einsatz auch im Wellness-Bereich ist das richtige Anspiel von elementarer Bedeutung - es kann entscheidend für die Qualität einer Klangmassage oder eines Klangvortrages sein. Sehr viele Klangmasseure, das darf man wirklich behaupten, widmen dem korrekten Anspiel viel zu wenig Aufmerksamkeit und spielen die Klangschalen eher wie Pauken als wie subtile Schwingungsgeräte. Das Anspiel solltest Du immer wieder und ausgiebigst üben.

Die Betonung im Anspiel liegt schlicht auf *Sanftheit und Gefühl*. Eine Klangschale sollte man anspielen, wie man einen Geliebten berührt. Jeder Profimusiker, egal auf welchem Instrument, lernt das so.

Der richtige Klöppel

Es gibt viele verschiedene Klöppel und Schlegel als Klangschalen-Zubehör. Du solltest Deine Auswahl unbedingt bei einem Händler treffen, der hier eine größere Auswahl hat. Nur der direkte Hör-Vergleich beim Anspiel zeigt Dir die Unterschiede.

Es gilt eine Wahl zu treffen zwischen verschiedenen Größen von Klöppeln und Schlegeln und verschiedenen Härtegraden besonders beim Filzklöppel, denn zu jeder Klangschalengröße gibt es den optimalen Klöppel. Wenn Du einmal mit Klangschalen-Sets arbeitest, wird es erst so richtig schwierig, da sind schnell zwei, drei Klöppel im Einsatz. Das ständige Klöppelwechseln ist aber zu aufwendig. Also wählen wir einen Klöppel, der sowohl die tiefen Vibrationen wie auch die Obertöne der verschieden großen Klangschalen erweckt. Zum Glück gibt es seit einiger Zeit mehrere Anbieter, die hervorragende Klangschalen-Klöppel entwickelt haben: Manche

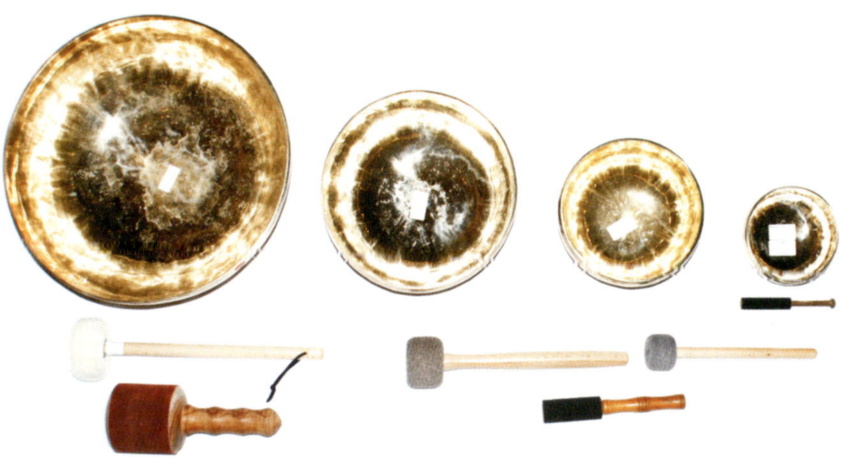

sind nummeriert, manche mit Härtebezeichnungen versehen. Es gilt: hart = 1, mittel = 2 , weich = 3 und sehr weich = 4.

Ein zu *weicher* Filzklöppel dämpft gerade bei den kleineren Schalen den Ton. Die schönen Obertöne können sich so nicht enfalten. Die ganz harten Filzklöppel finde ich persönlich zum Lernen gut, sie schulen die Achtsamkeit, da sie die Schale leicht zu laut machen und man wirklich gefühlvoll anspielen lernt. Für das Klangoptimum eines Schalensets von 500 bis 2000 Gramm ist jedoch folgender Klöppel die optimale Wahl: Stufe 2 = mittlere Härte. Oder, wenn der Händler diese Klöppel nicht führt: ein fester (aber nicht harter) Filzkopf-Klöppel. Mit ihnen kann man sowohl große Schalen gut spielen als auch Schalen um die fünfhundert Gramm noch gute Töne entlocken.

Lediglich kleine Schalen unter fünfhundert Gramm Gewicht werden mit einem leder- oder filzumwickelten Holzklöppel gespielt. Große Fußschalen benötigen einen schweren, meist mit Schaffell gepolsterten Klöppel.

Die Klangschalen-Unterlage

Als Unterlage wähle einen Teppich, eine weiche Matte oder auch ein größeres Handtuch, welches ein- bis zweimal zusammengelegt wird. Ein Handtuch kannst Du auch gut in der Sauna verwenden, sei es mit der Schale auf der Hand oder auf einer Ablage (Ofenumrandung, Saunabank). Die Schale läßt sich ohne Tuch vielleicht fünf bis sechs Minuten in der Hand halten, je nach Wärme der Sauna.

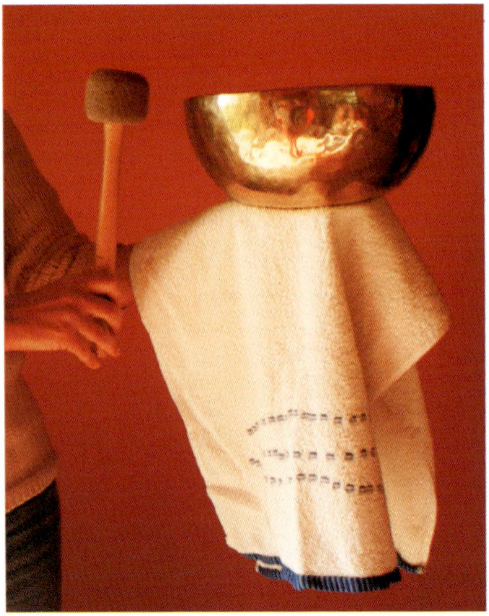

Wenn Du nur mit einer Klangschale arbeitest, kannst Du auch spezielle Klangschalenkissen verwenden. Diese sind jedoch unpraktisch, wenn Du Dich mit vier oder fünf Schalen in der Sauna während des Spiels hin- und herbewegst. Denn dann mußt Du die Kissen immer einzeln versetzen.

Wie halte ich eine Klangschale richtig?

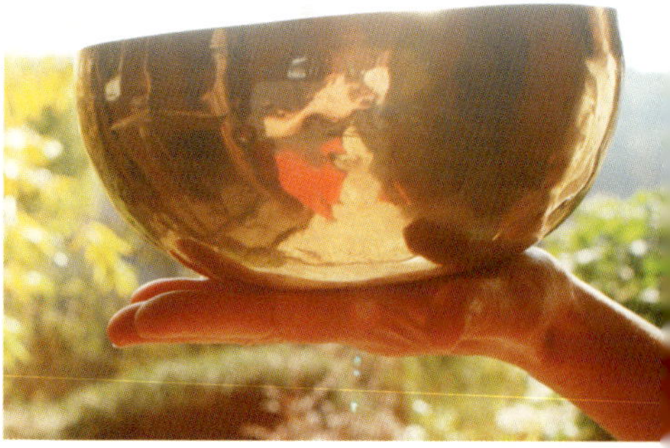

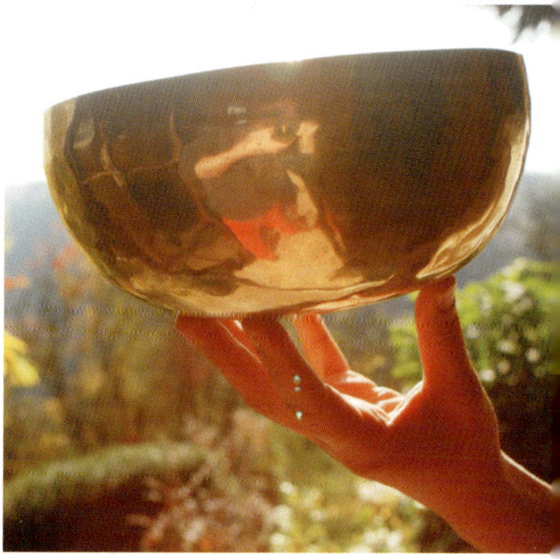

Bei vielen Klangübungen und Wellness-Einsätzen der Klangschalen mußt Du eine Klangschale auf der Hand anspielen und sie klingend durch den Raum führen. Oder rund um einen sitzenden oder liegenden Partner zum Schwingen bringen. Das ist eine sehr schöne Sache, da Du so nicht nur den Klang hörst, sondern auch die Massage-Vibrationen über die Handfläche aufnehmen kannst. Auf jeden Fall mußt Du gut darauf achten, daß Du die Schalen nicht am Rand berührst, das dämpft ihre Basisschwingung. Die Finger sollten stets gut gestreckt sein.

Die Klangschale wird auf der flachen Hand angespielt, so hat man am meisten davon, und die Schale läßt sich gut führen.

Alternativ kann man die Schale auch auf den Fingerspitzen führen. Sie ist so womöglich etwas stabiler in der Bewegung, aber man bekommt auch weniger von ihr mit.

Worauf muß ich beim Anspiel am meisten achten?

Sanftheit, Respekt und Liebe.

Zu Beginn kann man eine Klangschale gar nicht sanft genug anspielen. Je sanfter Du sie spielst, desto leiser werden ihre Töne. Dieses Leiser-Werden der Töne führt den Hörenden unmittelbar ins Lauschen. Und das Lauschen führt ins Spüren nach innen. Besonders beim Einsatz in der Klangdusche und auf dem Körper als Klangmassage ist sanftes Anspiel gefragt. Das kannst Du wirklich ausgiebig üben!

Stell Dir einfach vor, die Klangschale ist ein eigenes Wesen und Du willst es nun mit sanftem Respekt, einem liebevollen Stupser erwecken. Das ist eine gute Grundeinstellung für den Umgang mit allen Klanginstrumenten.

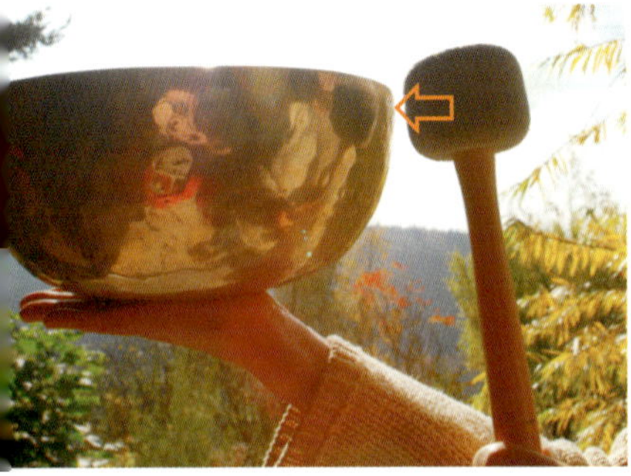

Anvisieren

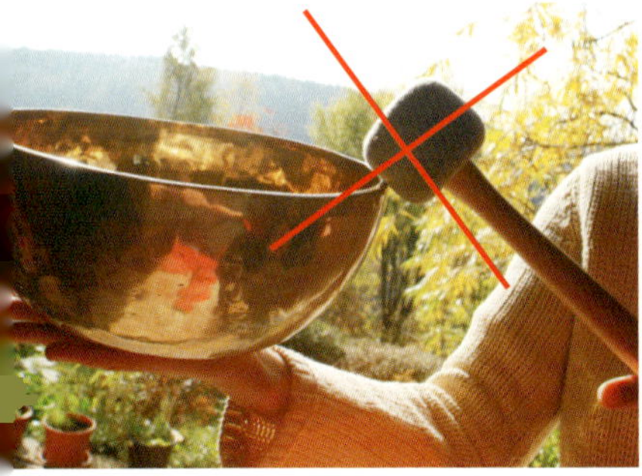

Nicht auf die Kante spielen!

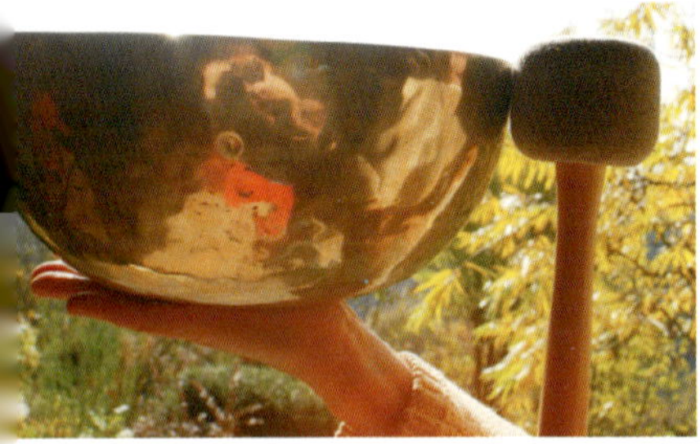

Anspiel am oberen Rand

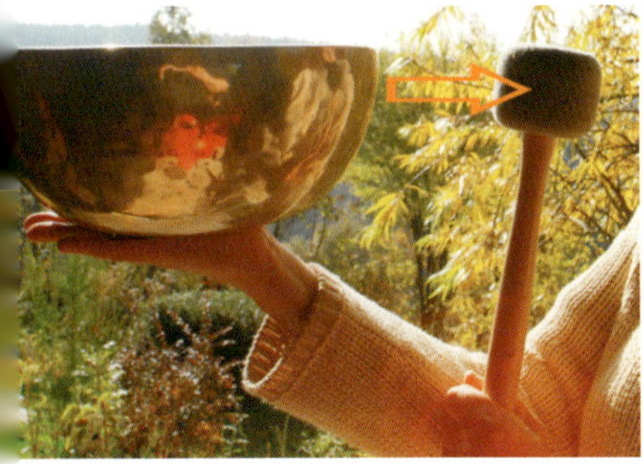

Raum geben

Das richtige Anspiel

Beim Anspiel wird nun der obere Rand der Schale seitlich angespielt. Hier ist die Klangentfaltung optimal.

Du hältst den Klöppel mit einem Abstand von vielleicht drei bis fünf Zentimetern parallel vor den Schalenrand - mehr ist nicht notwendig (Bild 1). Die Schale wird **nicht** (Bild 2) von schräg oben auf den Rand gespielt, sondern parallel zum Rand .

Du mußt den Klöppel vor jedem Anspiel vor der Schale anhalten lassen. Also nicht aus einer Körperbewegung heraus anspielen, sondern stets vor der Schale ein STOP! einlegen. Dann den Punkt anvisieren, den Du spielen willst. Dann in einer kurzen Bewegung anspielen.

Du mußt **nicht** extra mit dem Klöppel ausholen, um genug Klang zu erzeugen. Wenige Zentimeter Abstand (der Punkt, von dem aus Du die Schale mit dem Klöppel anzielst) genügen zum Erzeugen der nötigen Klanglautstärke.

Nachdem Du nun Dein Ziel (den Punkt, wo Du die Schale anspielen möchtest) anvisiert hast, wird mit einer einfachen und lockeren Bewegung aus dem Handgelenk die Schale am anvisierten Punkt angespielt (Bild 3).

Nach dem Anspielen, das genaugenommen nur ein sanftes, kurzes Berühren der Schale ist, gib dem Ton Raum, indem du den Klöppel sofort ein Stück von der Schale weg ziehst (Bild 4). Der Ton wirkt sonst eng, die Klangschwingung kann sich nicht sauber ausbreiten, da Du mit dem Klöppel in ihrem engsten Wirkungsfeld bist. Diese Bewegung sollte kontrolliert ablaufen. Achte darauf, den Klöppel nicht hin- und herschlenkern zu lassen.

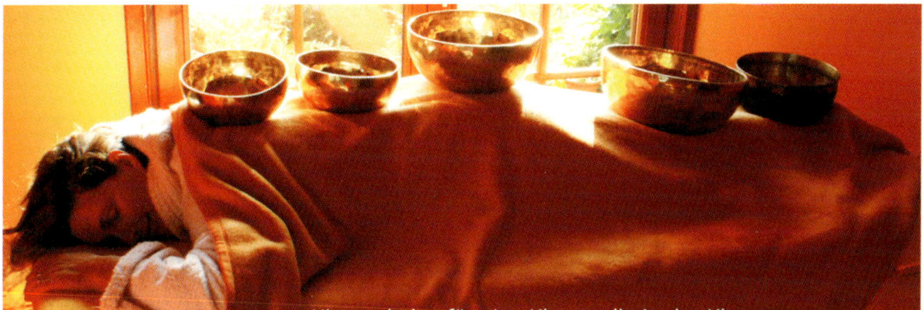
Klangschalen für eine Klangwelle in der Klangmassage

Die Klangwelle

In einer Klangwelle werden mindestens drei bis fünf, manchmal zwölf oder mehr Klangschalen in immer derselben Reihenfolge hintereinander angespielt. Das Anspiel reicht von gleichmäßig monoton bis zu variantenreich in Anspielstärke und Rhythmik. Wichtig ist auf jeden Fall, die Welle stets in derselben Richtung und Reihenfolge zu spielen - kleine Improvisationen verstärken den Effekt. Mit einer Klangwelle kannst Du eine beachtliche Klangdynamik aufbauen. Es entstehen durch das gleichzeitige Erklingen der vielen Schalen ganze Kaskaden von Tönen, Schwingungen und Obertönen und dadurch sehr machtvolle Klangfelder, die mühelos Sauna- und Ruheräume füllen können. Die entspannende Wirkung der Klänge wird durch die Welle massiv verstärkt.

Um eine Klangwelle zu üben, stellst Du einfach Deine Klangschalen in einer Reihe oder im Halbrund um Dich herum auf. Du kannst sie von tief nach hoch sortieren oder aber auch frei untereinander arrangieren, so daß sie in der Klangfolge stimmig klingen.

Die Schalen sollen zueinander so viel Platz haben, daß Du sie gut anspielen kannst - es muß zwischen den einzelnen Schalen also mindestens zehn Zentimeter Abstand sein.

Nun spiele die Schalen der Reihe nach sanft an. Achte dabei unbedingt darauf, daß Du vor jeder Schale kurz anhältst und Maß nimmst, bevor Du sie anspielst.

Also immer: Maß nehmen, Anspiel - Wechsel zur nächsten Schale - Maß nehmen - Anspiel - Wechsel zur nächsten Schale und so weiter.

Hast Du alle Schalen durchgespielt, beginnst Du wieder mit der ersten und so weiter. Bei dieser Technik entsteht ein toller Gesamtklang im Raum!

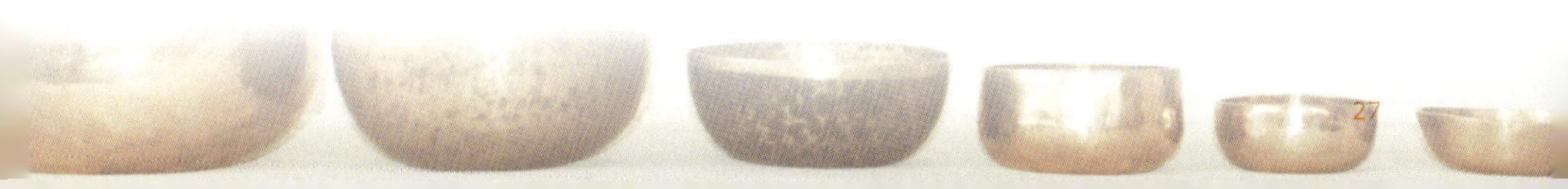

Die Klangdusche

Die Klangdusche, auch Aura-Klangmassage genannt, ist eine ebenso einfache wie überaus wirkungsvolle Klangbehandlung. So reicht die Klangdusche von einer effektiven Wellness-Anwendung bis - in einer komplexeren Anwendungsform - zu einer gezielten Beeinflussung der körpereigenen Schwingungsfelder. Sie ist in ihrem wohltuenden Effekt eine wunderbare Möglichkeit, anderen (und sich selbst) etwas Klang zu schenken.

Die zugrunde liegende Idee ist die von körpereigenen Schwingungsfeldern, die sich über unseren materiellen Körper hinaus erstrecken. In der einschlägigen Literatur sind diese als Aura bezeichnet. Wir wissen heute, daß unser Körper von zahllosen Rhythmen und Bewegungen durchzogen wird. Herzschlag, elektromagnetische und biochemische Vorgänge, Pulsationen unserer Nervenflüssigkeiten, ja dynamische rhythmische Muster in jeder Zelle, in allen Zellen untereinander und endlich in den Bausteinen der Zellen, den Molekülen und den Atomen.

Viele dieser Schwingungen in uns dehnen sich natürlich über unsere Hautoberfläche hinaus in die Luft um uns herum aus. So kennt fast jeder die Bilder von Wärmekameras, die zeigen, wie sich die Wärmefelder eines Menschen um seinen Körper herum ausdehnen. Weil diese Felder uns sowohl umgeben als auch mit uns in Verbindung stehen, kann man sie auch Resonanzfelder nennen. Das heißt, wir resonieren, wir schwingen mit, wenn sich etwas in unseren Feldern, unserer Aura bewegt. So zum Beispiel, wenn sich in unserer Nähe Temperaturen nur minimal verändern oder mentale Stimmungen anderer Personen auftreten oder wenn hier klingende Objekte hindurchbewegt werden. Kurz: Wir sind nicht von unserer Umwelt getrennt, sondern reagieren auf Dinge, die sich um uns tun. Das erschließt sich den meisten Menschen ganz spontan, wenn sie mit Klängen gestreichelt werden.

Mit Klängen streicheln

Die klingende Klangschale wird in dieser Übung langsam zum und über den Körper geführt. Der Empfangende kann sich so mit dem Klang vertraut machen und zugleich die Wirkung auf seine Wahrnehmung erfühlen. Die Schwingungen guter Klangschalen sind intensiv genug, um dieses "streicheln" sowohl emotional als auch körperlich wahrnehmen zu können. Das "Klangstreicheln" ist dabei nie anzüglich, es hat stets eine besondere seelische Qualität.

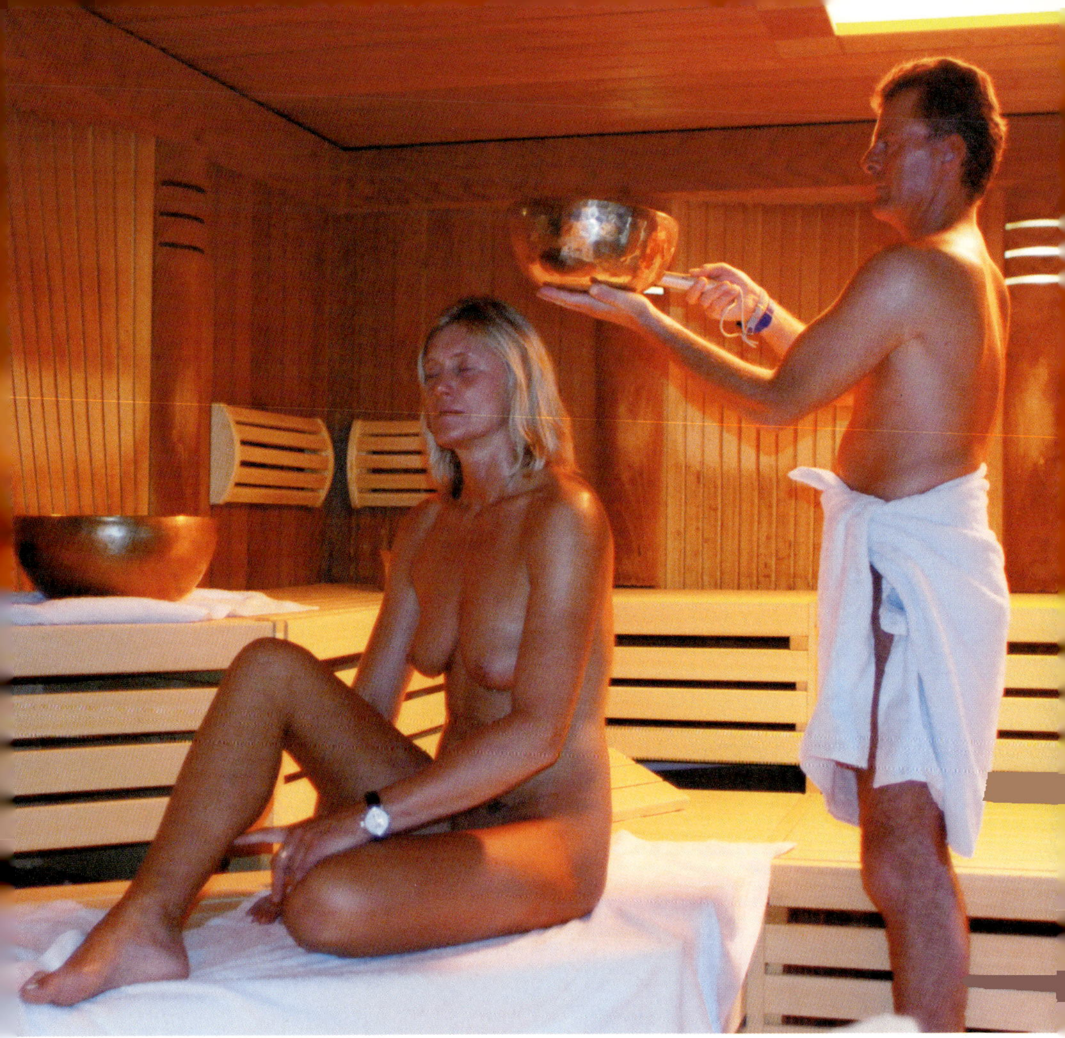

Klangduschen kannst Du sowohl im Ruhebereich wie in der Sauna anwenden. Grundsätzlich solltest Du stets mit viel Gespür für die persönliche Intimsphäre der Menschen agieren - ganz besonders in der Sauna.

Die persönlichen Erfahrungen in dieser Behandlung sind sehr individuell.

Die Empfangende spürt den Klang:

- als eine Decke, die sich langsam über sie ausbreitet
- als ein Kribbeln auf der Haut
- als würde ihr ein Gewicht abgenommen
- als eine Wohltat, sich endlich mal fallen lassen zu können
- als leichte Wellen im Körper
- als persönliche Zuwendung

Übung: Klangdusche im Sitzen

Am besten, der Partner sitzt aufrecht, wenn es geht, ohne sich anzulehnen. Ein Hocker ohne Lehne eignet sich gut - ansonsten eben mit Lehne.

Die Grundregel

Die Klangschale wird nicht in direkter Nähe des Behandelten angespielt, sondern immer weiter außerhalb, um dann klingend näher heran geführt zu werden. Das ist wichtig!

Auf keinen Fall solltest Du die Schale über oder neben dem Kopf des Partners anschlagen, da der Anspielimpuls zu laut klingen kann und durchaus in der Lage ist, "Löcher" in das gefühlte Feld der Behandelten zu schlagen.

Ablauf der Klangdusche

1

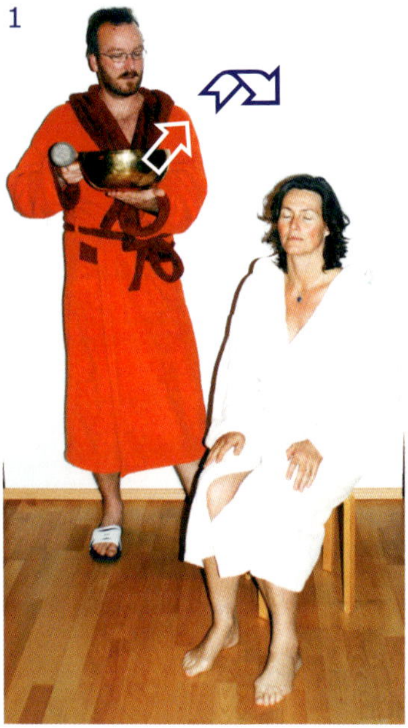

Schritt Eins: Du spielst die Klangschale auf Deiner Hand etwas entfernter vom Partner an (Bild links). Auf sanftes Anspiel achten!

Schritt Zwei: Klingend führst Du die Schale nun in einer flüssigen Bewegung von oben über den Kopf in das nähere Schwingungsfeld Deines Partners (rechts oben).

Schritt Drei: Vom Kopf her bewegst Du die Schale mit einer kontinuierlich-ruhigen Bewegung klingend bis zu den Füßen des Partners (rechts unten) immer der Körperkontur folgend.

Schritt Vier: An den Füßen ziehst Du die Schale wieder etwas aus dem unmittelbaren Körperfeld heraus, spielst sie erneut an und führst sie - ein Stück versetzt zur vorherigen Stelle - klingend wieder über den Kopf bis zu den Füßen durch das Feld des Partners (ganz rechts).

Schritt Fünf: Diesen Ablauf wiederholst Du und umrundest dabei klingend

2

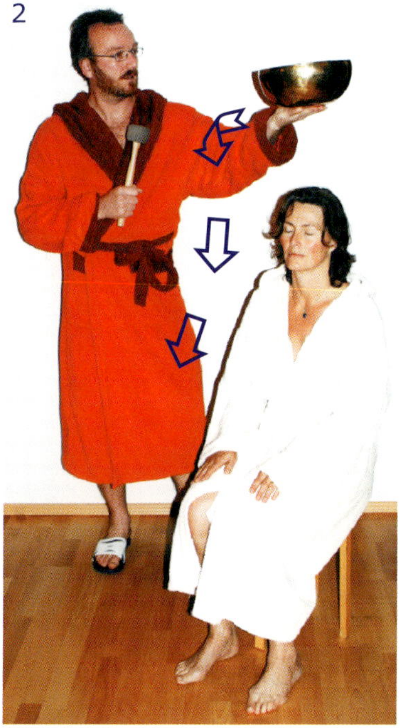

und schwingend den Partner. Meistens genügt eine, maximal aber drei Runden, sonst wird es zu viel des Guten.

Schritt Sechs: Schließlich endest Du an der Körperstelle Deines Partners, an der Du begonnen hast, mit einem letzten ausstreichenden Ton als Geschenk.

Wichtig ist, daß Dein Tun weitgehend absichtslos bleibt. Du gibst einfach in der geistigen Vorstellung eine Klangdusche. Das genügt völlig! Deine Bewegungen müssen während der Behandlung in Fluß bleiben. Die Schale sollte nicht stoppen oder im Feld des Partners tastend vor- und zurückbewegt werden. Deine Bewegung soll etwas Ausstreichendes haben, so als würdest Du mit dem Klang "Staub" von der Hülle des Partners "abwischen".

3

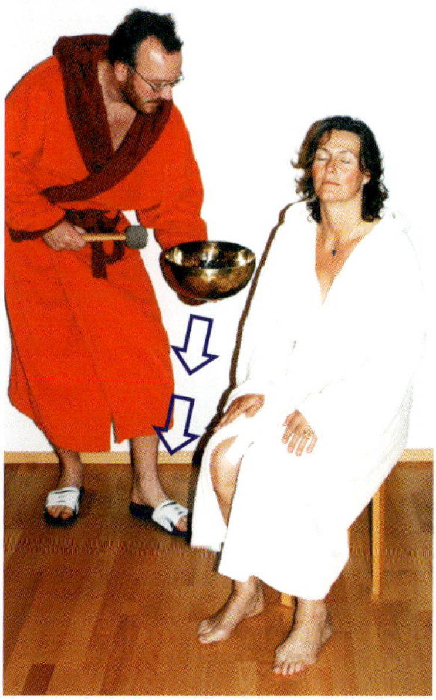

4

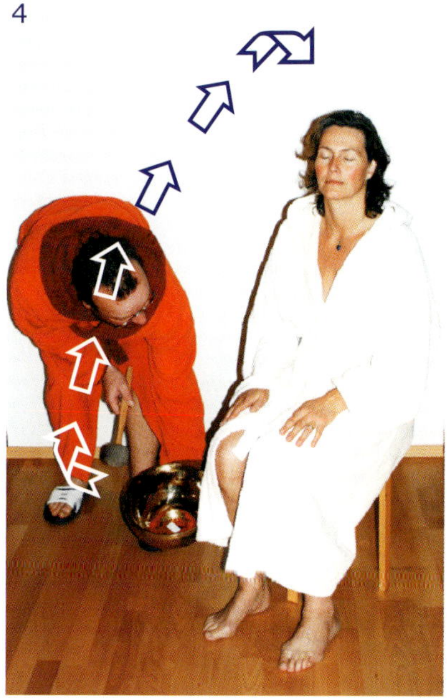

Klangschalen-Klangmassage

Sanfte, den ganzen Körper durchdringende Vibrationen.

Langanhaltende und magisch anmutende Töne.

Ein Gefühl, als würde man von klingender Bewegung durchflossen.

Und irgendwann läßt Du einfach los ...

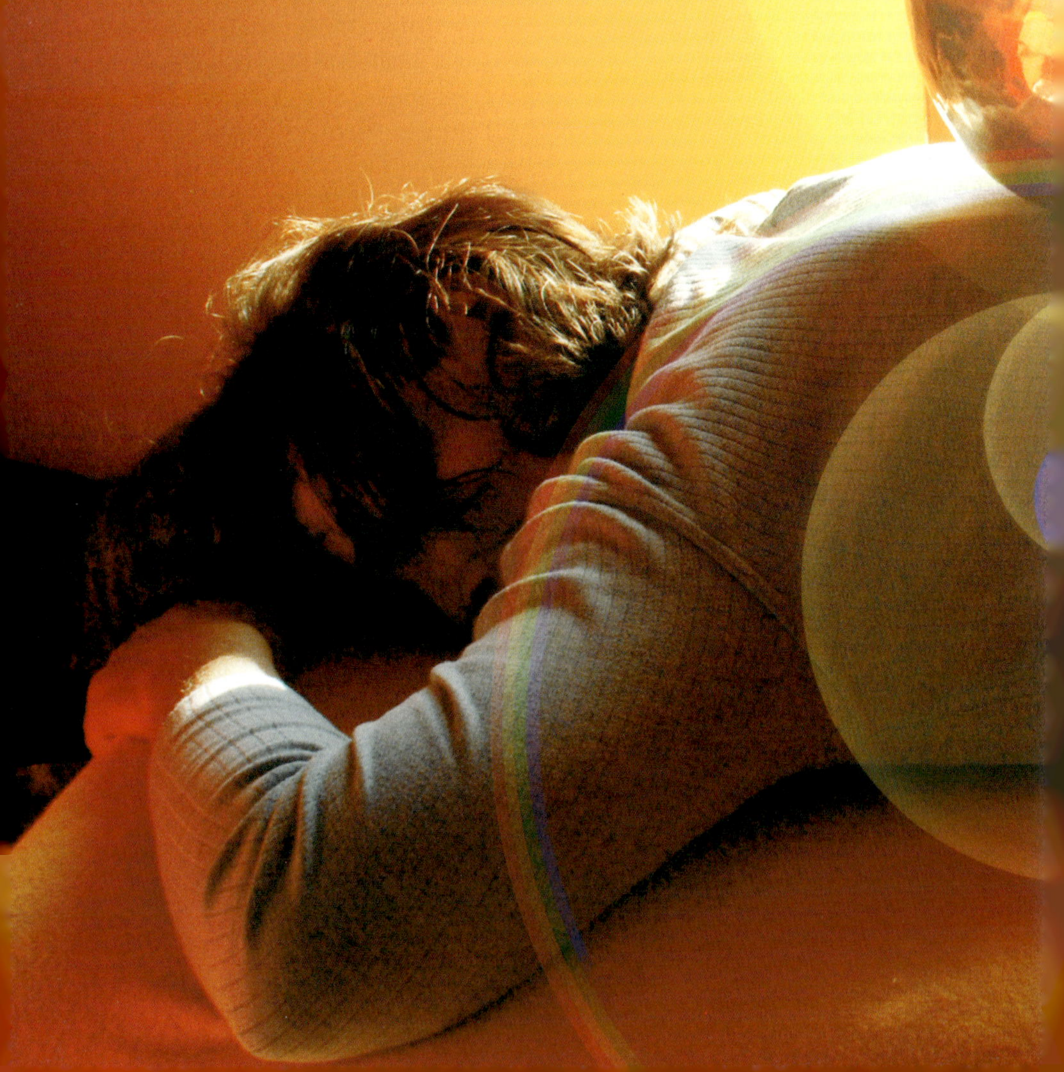

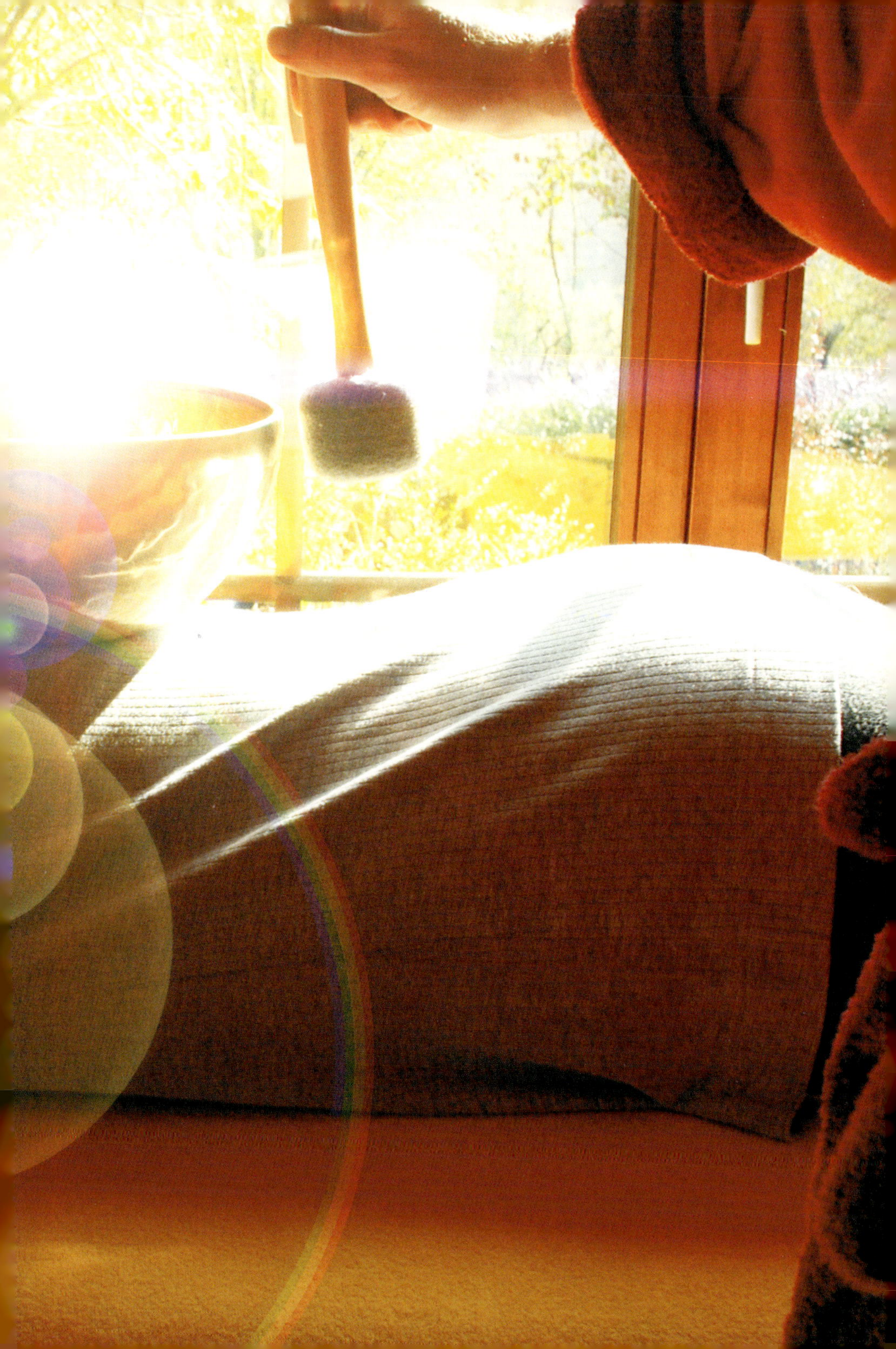

Die Klangschalen-Klangmassage

Eine der Wirkungsweisen von Klangschalen haben wir als "Mikromassage" im Kapitel über die entspannende Wirkung der Schalen beschrieben. Diesen direktesten Effekt der Klangschalen kannst Du in einer einfachen Klangmassage mit nur einer größeren Klangschale von 1000-2500 Gramm Gewicht zum Wohle Deiner Mitmenschen umsetzen.

Vorbereitungen zur Klangmassage

Deine Partnerin liegt - wenn eben möglich - auf dem Bauch und ist schön warm "eingepackt": Körper und Füße sollten mit Bademantel und Handtüchern oder Decken vor dem Auskühlen geschützt werden.

Die Bauchlage hat vier Vorteile: Die Geschlechtlichkeit des oder der Behandelten ist den Blicken und möglichen Berührungen des Gebenden (die sich durch die Bewegung der Klangschalen auf dem Körper ergeben) weitgehend entzogen. Gerade im Wellness- und Saunabereich, wo der Körper ja meist nur mit einem Bademantel bekleidet ist, ist das schon sinnvoll. Es geht ja hier nicht um Erregung, sondern um Entspannung.

Punkt Zwei: Unser Bauch- und Brustbereich enthält unsere vitalsten Organe. In Notfällen und unter großem Schreck schützt jeder Mensch instinktiv seine Bauchregion und nicht etwa zuerst den Rücken. Wir sind hier offen und verletzlich. Liegen wir auf dem Bauch, sind die Weichteile geschützt.

Und drittens ein Vorteil der Bequemlichkeit: Ein Rücken bietet viel Abstellfläche, auf der sogar zwei, drei und vier klare Hauptpositionen für die Klangschalen zu finden sind. Noch dazu mußt Du Dir hier - Sex hin oder her - keine Gedanken machen, wie sich Klangschalen politisch korrekt auf dem Schritt oder auf der Brust plazieren lassen. Auf dem Po, dem Rücken und den Beinen drohen keine Berührungskomplikationen.

Zum Schluß aber sicher nicht zuletzt: Wir haben eine "Un-Kultur" der Rükkenverspannung - fast jeder Mensch leidet unter Rückenbeschwerden irgendwelcher Art. Die Trefferquote der Klangbehandlung auf dem Rücken liegt ohne jedes diagnostische Wissen locker bei 80-90%. Klangschalen schwingen hier in der Erstbehandlung optimal!

Ist eine entspannte Bauchlage nicht möglich (weil zum Beispiel keine flachen Liegen vorhanden sind, sondern nur die im Wellness-Bereich beliebten Kippliegen mit starrer Stufen- oder Wellenform), dann ist der Einsatz auf der Vorderseite natürlich unumgänglich. Auf solchen Kippliegen ist die

Klangmassage jedoch nur eingeschränkt möglich, da sich die Auflagefläche immer in der Horizontalen befinden muß - sonst rutschen die Klangschalen ab und können runterfallen.

Hast Du einen Partner mit Klangschalen-Erfahrung, können die Schalen auch auf der Bauchseite eingesetzt werden. Empfehlenswert ist es trotzdem, erst auf dem Rücken zu starten - da ist es einfach entspannender.

Klangmassage - Stufe Eins: Annäherung mit Klangdusche

In vielen Klangmassagen werden Klangschalen einfach auf den Körper gesetzt und dort das erste Mal angespielt. Wir wollen psycho- und physiologisch taktvoller vorgehen: Die Schale wird grundsätzlich die ersten ein bis drei Anschläge *nicht* auf dem Körper angespielt, sondern auf Deiner Hand. Du näherst Dich mit der klingenden Schalen langsam Deinem Partner und umkreist ihn oder sie mit dem Klang. Diese langsame Annäherung hat viele Gründe, die letztendlich auf einem eigenen Behandlungskonzept fußen. Zum grundsätzlichen Verständnis: Einsatz von Klangschalen auf dem Körper ist Einsatz von zum Teil tief bewegenden, hocheffektiven Instrumenten, die tief in unsere emotionale Wahrnehmung eindringen. Es ist sinnvoll, sich mit diesen so sensiblen Klängen sanft anzunähern.

Zum anderen kommt es nicht selten vor, daß Menschen bestimmte Ton- und Frequenzkombinationen in Klangschalen einfach nicht mögen oder sie sogar als überaus unangenehm empfinden. Diese Ablehnung können sie bei einer langsamen Annäherung noch äußern. Steht die Klangschale sogleich auf dem Körper, so dringt sie mit all ihrer Klangwucht ein und Du hast den Behandelten unter Umständen ungewollt traumatisiert. Zudem hat das langsame Nähern etwas Zeremonielles: Die Klangmassage gewinnt dadurch an Kraft.

Also: Geh die Sache mit Ruhe, Langsamkeit und dem richtigen Gefühl für das Betreten eines individuellen Intimraumes an.

Umspiele die Person einige Sekunden mit einer kleinen Klangdusche wie weiter vorne beschrieben. Dann lasse die Klangschale verklingen, bevor Du zum nächsten Schritt übergehst.

Klangmassage Stufe Zwei - Körperkontakt

Nun setze die Schale mit ruhiger Hand und viel Gefühl dort auf dem Körper ab, wo Du das Gefühl hast, daß sie gut stehen würde. Sie sollte hier eine stabile Lage einnehmen und nicht in Gefahr sein, abzurutschen. Ich wähle

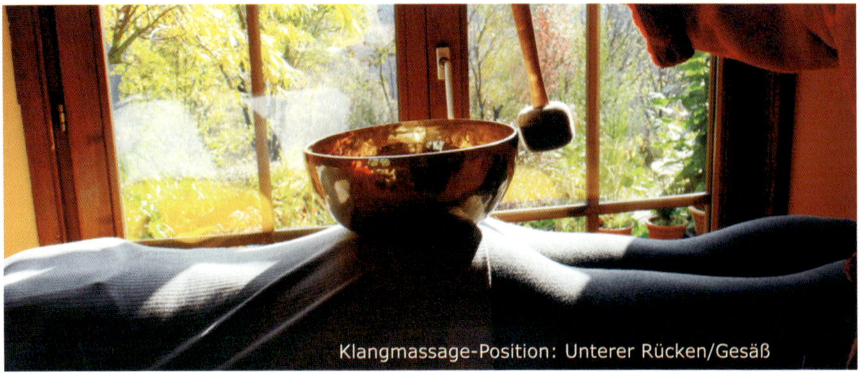

Klangmassage-Position: Unterer Rücken/Gesäß

gerne als erstes den Po. Hier bringt man den Klang in die Mitte ...

Hier spiele die Schale sehr sanft an. Achte auf die Reaktionen Deines Partners. Frage nach, ob er die Schale spürt. Sollte er sie nicht spüren, kannst Du die Anspielstärke intensivieren. Achte aber unbedingt darauf, daß der Klang homogen bleibt. Es nützt gar nichts, wenn Dein Partner sagt, er spürt die Schale, aber alle anderen Menschen im Raum flüchten müssen, weil Dein Anspiel nach Gedengel klingt anstatt nach Harmonie!

Anstatt hier mit großen Worten mögliche Positionen zu beschreiben, habe ich lieber einige Fotos gemacht, die Dir zeigen, wie Du die Schalen nach und nach überall auf dem Körper oder aber an einer beliebigen Auswahl Stellen einsetzen kannst. Bedenke: Dreimal anspielen an zwölf Stellen und Du bist locker zwanzig Minuten beschäftigt!

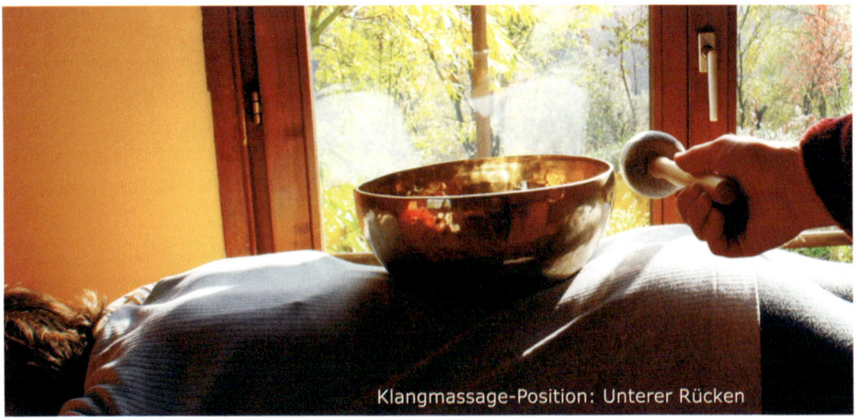

Klangmassage-Position: Unterer Rücken

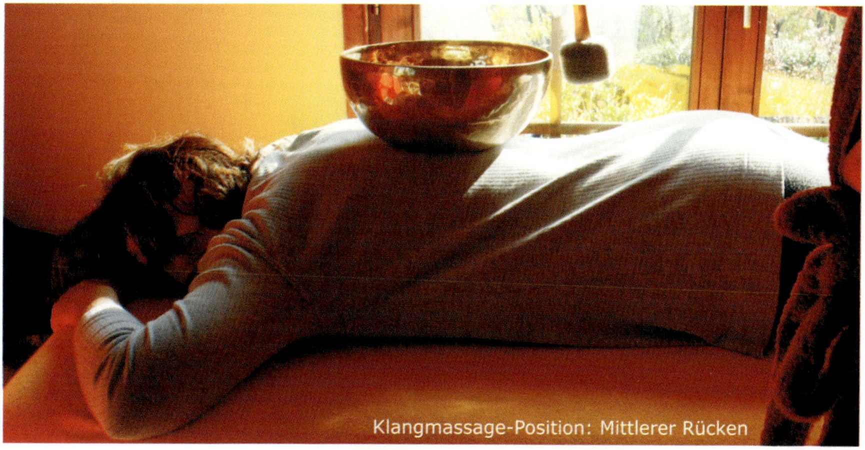
Klangmassage-Position: Mittlerer Rücken

Eine schwierige Klangposition ist im oberen Rücken/Nacken. Hier mußt Du viel sanfter anspielen, als Du es selbst als leise empfindest. Der Liegende nimmt den Ton oft viel intensiver wahr als Du! Ich schütze oft mit der freien Hand das Ohr vor dem Anspiellaut.

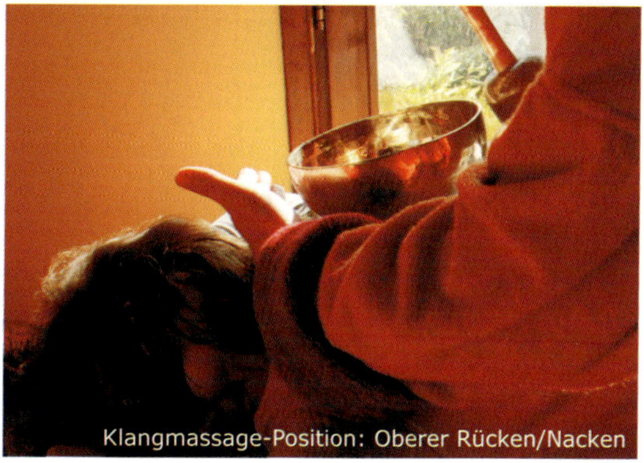
Klangmassage-Position: Oberer Rücken/Nacken

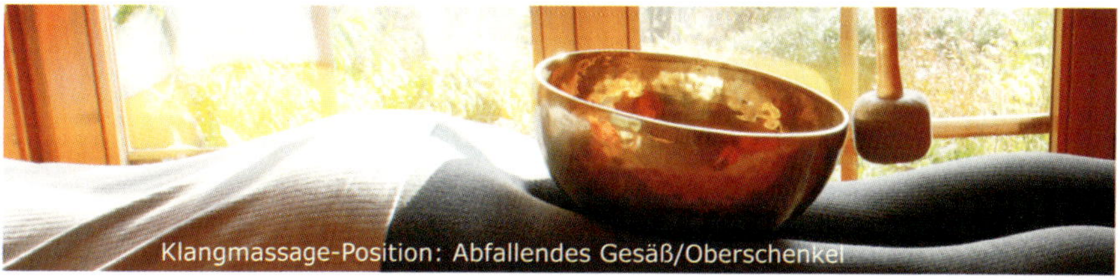
Klangmassage-Position: Abfallendes Gesäß/Oberschenkel

Wahrnehmungsprobleme bei der Klangmassage

Es gibt eine häufige Ursache für das "Nicht-spüren" einer Klangschale: Der Körperbereich auf dem sie steht, ist stark verspannt, und das blockiert das Spüren. Oder es fehlt dem Partner an der inneren Möglichkeit, hier etwas zu spüren. Er hat einfach nicht gelernt, sensible Berührungen in diesem Körperbereich sinnlich wahrzunehmen.

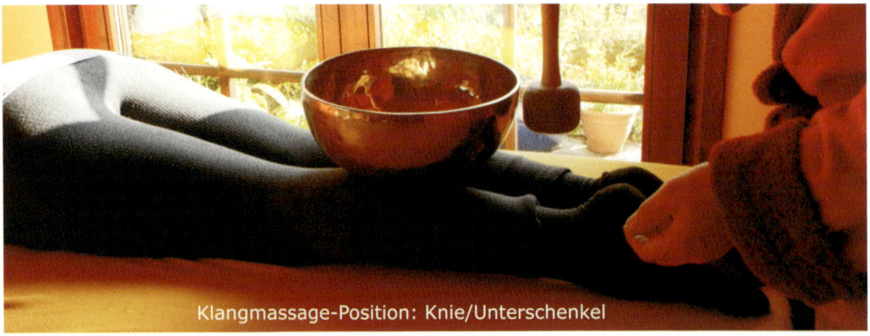

Klangmassage-Position: Knie/Unterschenkel

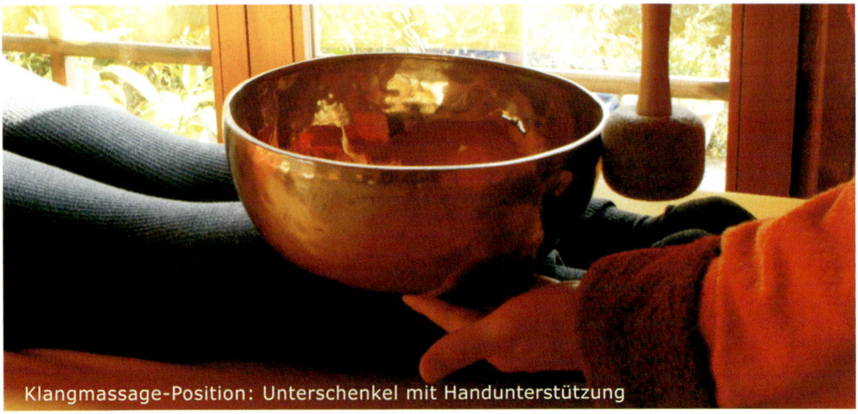

Klangmassage-Position: Unterschenkel mit Handunterstützung

Auf Ober- und Unterschenkeln lassen sich oft nur große Schalen auf beide Seiten zugleich absetzen und auch nur, wenn Dein Partner mit geschlossenen Beinen liegen kann. Der Schalenrand kommt hier schnell mit Stoff oder Beinen in Berührung, was die Schwingung ausbremst. Alternativ stellt man einfach die Schale nur mit dem halben Boden auf den Partner und mit der freien Hand stützt man die andere Hälfte der Schale. Gleiches gilt für die Schultern und Arme. (Bilder oben und unten)

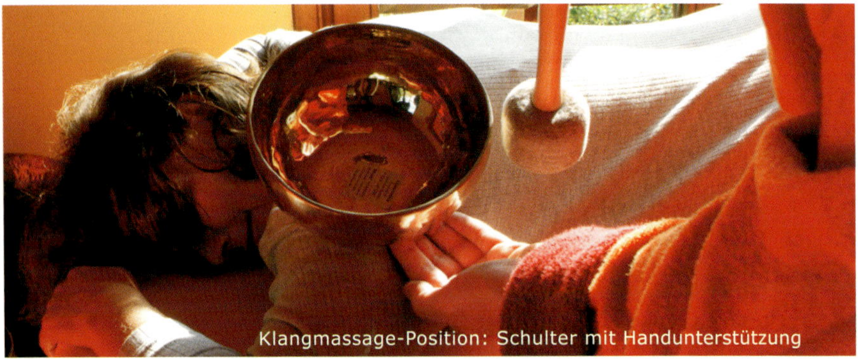

Klangmassage-Position: Schulter mit Handunterstützung

Oft hilft es, die Klangschalen (vor dem Umsetzen immer ausklingen lassen!) einfach an eine andere Stelle des Körpers zu versetzen. Manchmal genügt es gar, die Schale nur wenige Zentimeter zu bewegen, und schon spürt der Partner sie. Manchmal muß sie eine ganze Weile angespielt werden, bis der Partner sie fühlen kann: Eine Verspannung an genau dieser Stelle muß sich erst lösen. Oder das bewußte Fühlen muß sich diesen brach liegenden Bereich des Körpers erstmal wieder in das Bewußtsein rufen. Dann kann es hier auch wieder fühlen.

Schließlich und letztendlich gibt es auch viele (ansonsten durchaus gut klingende) Schalen, die nur wenige Vibration über den Schalenboden abgeben. Die sind dann tatsächlich: schlecht zu spüren.

Doch zurück zum konkreten Ablauf: Die Schale wird auf dem Körper des Partner abgestellt und hier sanft bis dynamisch - aber nie schrill! - gespielt. Du solltest sie an einer Körperstelle *mindestens drei Mal anspielen*. Nach jedem Anspiel läßt Du sie langsam ausklingen - nicht aber verklingen! Wenn der Klang leise wird, dann setzt Du das nächste Anspiel.

Wenn Dein Partner signalisiert, daß die Wirkung an dieser Stelle ganz toll ist, dann ist es kein Problem, die Schale hier auch fünf oder sieben oder zwölf Mal anzuspielen. Mehr ist nur selten gut. Nach dem letzten Anspiel läßt Du die Schale verklingen.

Dann nimmst Du die Schale auf und suchst ein neue Position. Hier spielst Du sie wieder mindestens dreimal. Der Wechsel nach einmaligen Anspiel würde einen unruhigen Gesamtbehandlungsverlauf erzeugen, hiervon rate ich dringend ab.

Klangmassage - Stufe Drei: Nachklang

So, wie man sich respektvoll begrüßt (siehe Stufe Eins: Annäherung), so darf man sich nach dem Massieren auch in aller Form verabschieden: Hast Du Deinem Partner nun an allen erreichbaren oder an speziellen Stellen die Klänge "einmassiert", macht es die Behandlung wunderbar rund, wenn Du die Schale - nachdem Du sie vom Körper des Partners genommen hast - noch einmal auf Deiner Hand anspielst und sie ein letztes Mal zügig - aber nicht hektisch - über den Körper des Partners "schweben" läßt. Genau wie bei der Klangdusche, nur das der Partner liegt. Schließlich stellst Du die Schale mit ein wenig Abstand zum Partner vorsichtig auf eine Unterlage.

Die Klangmassage bekommt so einen zeremonielleren Rahmen. Das gleiche Ritual am Abschluß, wie es am Anfang eingesetzt wurde, signalisiert zudem dem Partner das Ende der Klangmassage-Zeremonie.

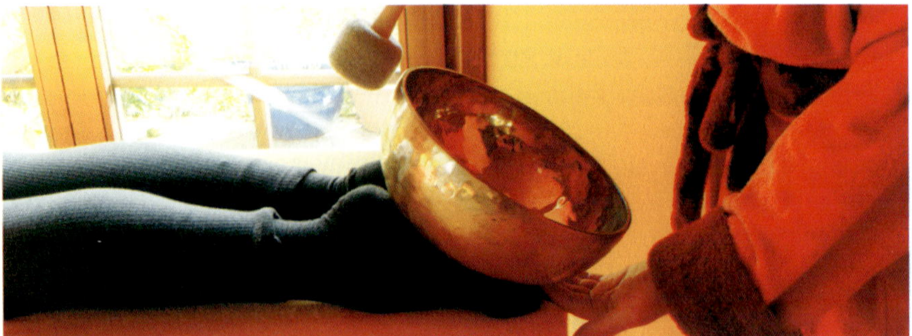

Klangmassage-Position: Fußsohlen mit Handstützung

Variation Klangdusche: Die liegende Acht

Eine tolle Variante der Klangdusche, gerade beim liegenden Partner, ist die liegende Acht. Dabei wird die Schale wie gehabt in respektvollem Abstand über den Körper geführt, jedoch nicht in einer Bewegung vom Kopf zu den Füßen, sondern von der Körpermitte ausgehend in Form einer liegenden Acht.

Auch diese Bewegung sollte ruhig und stetig erfolgen, nicht zu schnell. Die liegende Acht kann die Kommunikation der Hirnhälften miteinander anregen und wirkt oft auf körperliche Probleme, die sich ganz klar nur auf einer Seite ausdrücken, lösend.

Eine Schale genügt

Natürlich können auch eine und mehrere Klangschalen in der Klangmassage gleichzeitig auf dem Körper gesetzt und dort gespielt werden. Das erfordert jedoch einige Übung. Diese Variante wird in vielen professionellen Klangmassagen umgesetzt und durch raffinierte Bewegungen der klingenden Schalen verstärkt.

Es ist im Wellness- und Saunenbereich in der Regel nicht nötig, komplexe und mitunter bis zu sechzig Minuten und länger dauernde Klangbehandlungen durchzuführen. Die beschriebene Klangdusche und die Klangmassage mit einer Klangschale oder die weiter hinten beschriebenen Klangübungen in Saunen, Bädern und Ruhebereichen reichen für die hier gewünschten Entspannungseffekte nicht nur vollkommen aus, ein Mehr würde häufig zu Reaktionen führen, die deutlich über die Wellness-Idee hinaus in den therapeutischen Bereich hineinreichen. Diese erfordern eine längerfristige und angeleitete Auseinandersetzung mit dem Thema.

Du wirst schon bald erleben, wie der Einsatz von nur einer Klangschale, die punktuell auf dem Körper eingesetzt wird, schon überaus angenehme Effekte der Entspannung erzielt, manchmal gar chronische Verspannungen oder lokale Dysfunktionen erfolgreich "wegschwingt" und die Menschen schlicht und einfach beGEISTert.

Variation mit "Partnerwahl"

Wenn Deine Partnerin in Fragen der Klangarbeit oder allgemein der Körperwahrnehmung schon einige Erfahrung hat oder einfach über gutes Selbstbewußtsein verfügt, dann kannst Du sie auch direkt mit in die Klangbehandlung einbinden. Und das geht so: Zuerst kommt der erste Teil, die Klangdusche. Hast Du Dich mit der Schale der Partnerin nun ganz dicht angenähert, kannst Du sie um Folgendes bitten: *"Lausche einmal in Deinen Körper. Was sagt Dir Dein Gefühl, wo Du die Schale gerne aufgestellt haben möchtest*?" Jetzt spielst Du die Schale noch einmal an, damit die Partnerin auch in Ruhe nachspüren kann.

Auf die Stelle, die sie Dir dann angibt, setzt Du die Klangschale und spielst sie dort an. Frage nach: *"Ist dies die richtige Stelle?"* Manchmal kann die Partnerin nach dem Absetzen nämlich noch präziser sagen, wo ganz genau sie die Schale spüren möchte. Das ist ein erstaunliches Phänomen in der Klangkunst: Erst nach dem Absetzen wird sie sich darüber klar, wo die Schale wirklich hin soll. Nun, dann nimm die Schale auf und setze sie dahin, wo die Partnerin sie gerne hätte. Dort spielst Du sie nun wieder an.

Diese Übung hat zwei Effekte: Du bist von der Suche nach der richtigen Stelle befreit und die Partnerin ist angehalten, sich ganz bewußt mit dem eigenen inneren Sehnen und Wünschen, wo sie denn am liebsten berührt wird, auseinanderzusetzen.

Selbstmassage

Natürlich kann - ja sollte - man sich die Schale auch selbst aufsetzen und sie spielen. Das geht am besten in der Rückenlage. Auf Brust, Bauch und Becken erreicht man die Schale in der Eigenbehandlung dann prima im Liegen und kann sich selbst mit den Schalenvibrationen massieren.

Viel ist schnell zu viel

Bitte beachte: Weniger ist mehr! Zehn Minuten nur auf einer Körperstelle herumzuspielen, kann den zu Anfang erzielten Entspannungseffekt zunichte machen! Nicht weniger als drei, nicht mehr als zwölf Anschläge bei dieser punktuellen Methode der Klangmassage!

Klang - Zeremonien

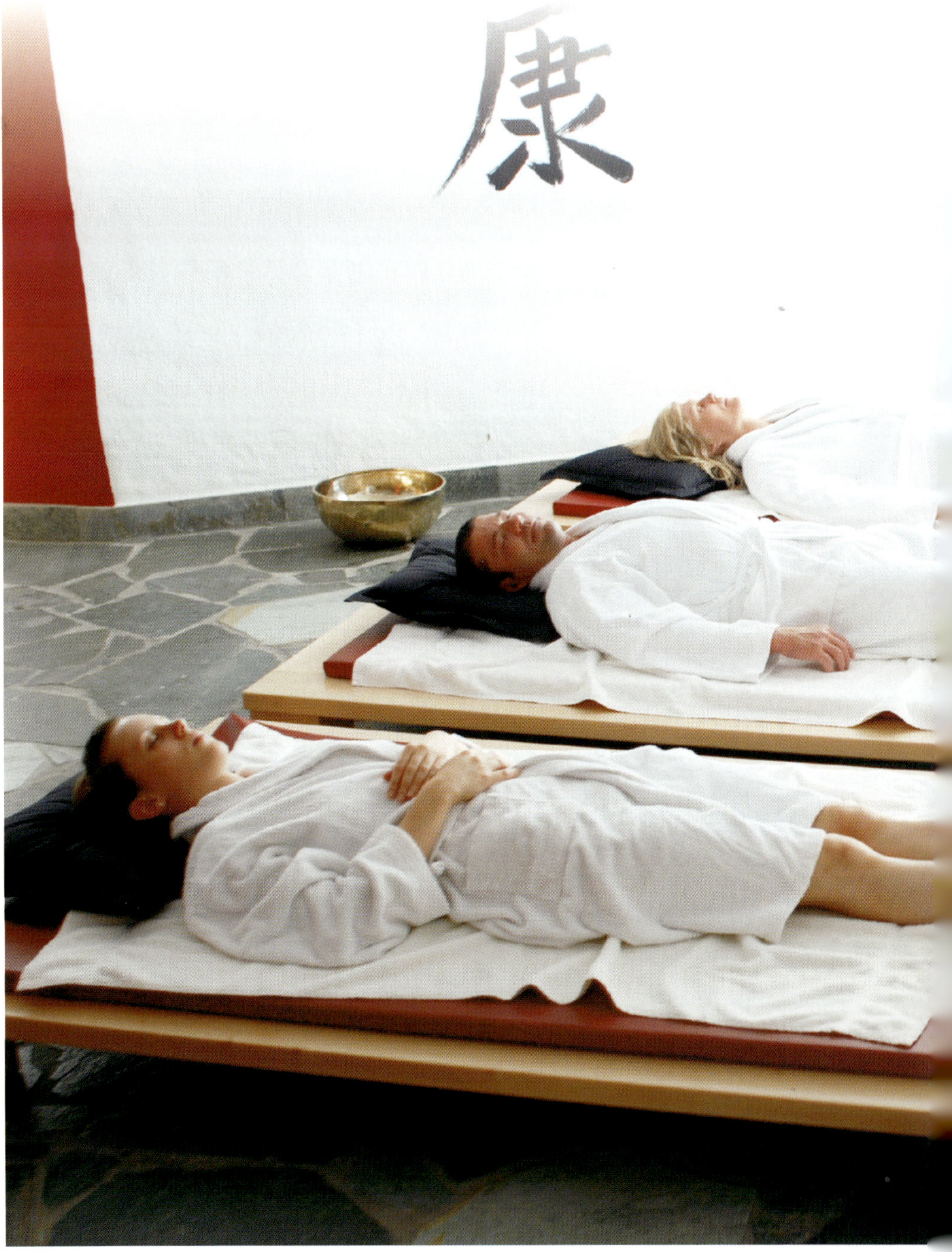

Eintauchen in die Welt der Schwingungen

Die Träume auf Reisen schicken in das Reich der Phantasie

Gemeinsam die Kraft der Klänge erleben

Körper, Geist und Seele tief durchatmen lassen

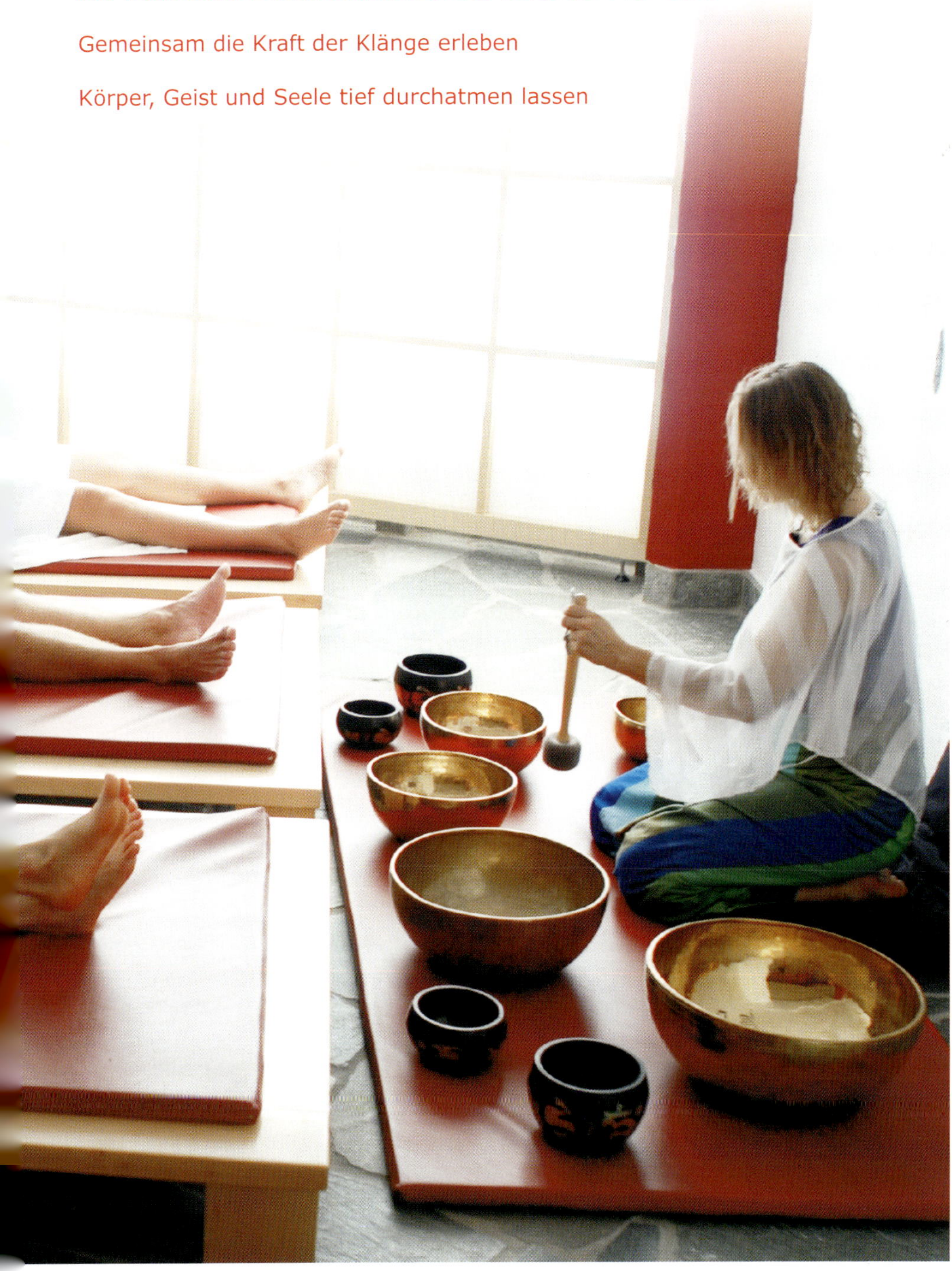

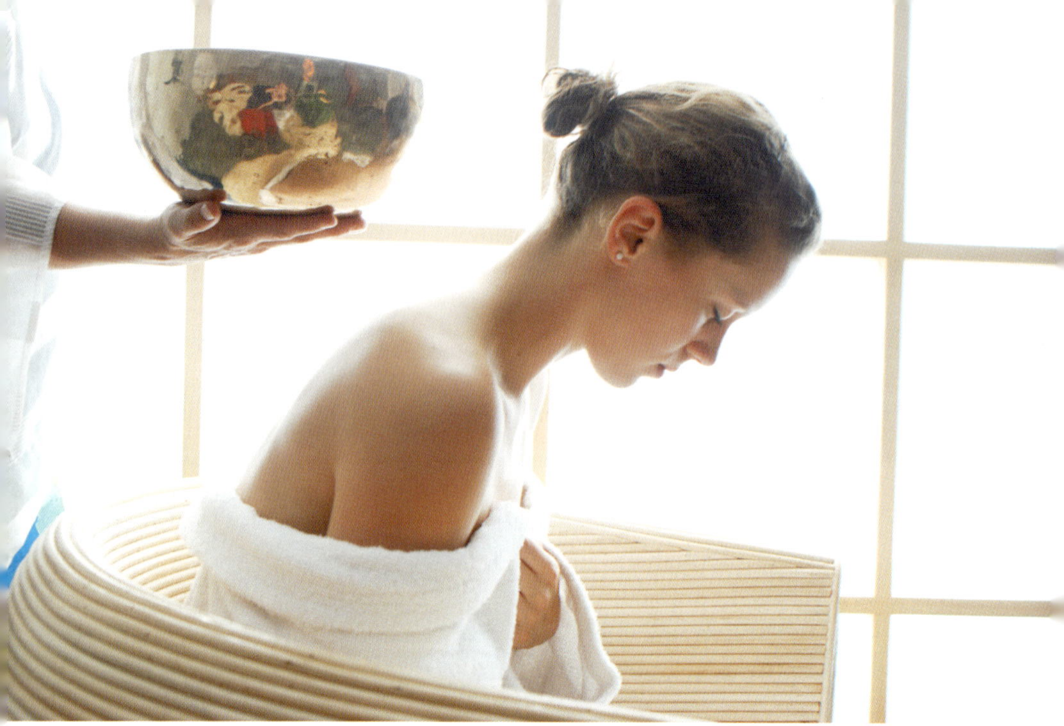

Klangentspannungen und Klangreisen

Klangarbeit in Ruheräumen weicht erheblich vom Einsatz der Klangschalen in der Sauna ab. Die Atmosphäre in Ruheräumen ist stets geistiger, je nach Gestaltung der Ruheräume gar sakraler. Ruheräume fordern die Einkehr, die Reise nach innen. Während in den Saunen das Innerste nach außen kommt, sie sinnlich-körperlich sind und auch mal schallend über einen Witz gelacht wird, sollten Ruheräume die Besinnung, die Stille, das In-sich-Hineinhören unterstützen. Sie sind das Yang (geistig, licht) zum Yin (körperlich, dunkel) der Saunen.

Vor Deiner ersten geführten Klangentspannung ist einiges zu beachten und vorzubereiten, damit der Vortrag auch gelingt:

Der Raum

1. Der Raum sollte gut durchlüftet und ruhig gelegen sein.

2. Während der Klangentspannung sollten störende Geräusche, wie zum Beispiel ein plötzlich einsetzender Wasserfall oder Ähnliches, vermieden werden.

3. Ebenso störend ist es, wenn ein ständiges Kommen und Gehen herrscht.

Besser die Dauer der Klangentspannung vorher ankündigen und dann die Tür schließen. Gegebenenfalls mit einem Schild außen an der Tür darauf hinweisen: "Geschlossene Veranstaltung. Bitte leise! Danke!"

4. Ein gedämpftes Licht unterstützt die Entspannung, und soweit sie in den Räumen gestattet sind, verbreiten Kerzen eine angenehme Stimmung.

5. Wenn man nicht gerade mit Allergikern oder asthmatischen Menschen arbeitet, kann auch ein schöner Duft, wie zum Beispiel ätherisches Öl mit Rose, Lavendel, Jasmin oder anderen Aromen die Entspannung unterstützen.

Liegegelegenheiten

In den Ruheräumen aller Sauna- und Wellnessanlagen sind Liegen vorhanden, aber man kann sich auch auf Tücher oder Yogamatten legen. Ältere Menschen fühlen sich oftmals auf Liegen wohler. Menschen mit Rückenbeschwerden liegen sicher auch auf einer Liege besser als auf dem Boden.

Knierollen und Nackenstützen oder auch gerollte Handtücher sollten zur Unterstützung von Hals, Hüfte oder Kniebereich zur Verfügung stehen. Größere Wellness-Anlagen bieten oft auch Ruhe- und Meditationsräume mit Matten an, auf denen gerade jüngere Leute oder zum Beispiel mit Yoga vertraute Menschen gerne Platz nehmen. Am besten vor der Klangreise die ungefähre Liegedauer ankündigen und die Teilnehmer entscheiden lassen, wo sie gerne liegen würden. Wer mag, kann natürlich auch auf einem Stuhl sitzen.

Vorbereitung der Gruppe auf die Klangentspannung oder Klangreise

Viele Menschen erleben die Klangschalen zum ersten Mal. Sie sind neugierig, zunächst aber auch unsicher. Um ihnen ein paar Unsicherheiten zu nehmen, ist eine kurze Aufklärung über das, was sie erwartet, sinnvoll.

Dazu gehören folgende Punkte:

- Begrüßung
- Vorstellung der eigenen Person und Deiner Absicht
- Kurze Vorstellung der Klangschalen: Herkunft, Eigenschaften
- Verhaltensregeln
- Ablauf und Dauer der Aktion
- Fragen?

Wichtig: Fasse dich kurz! Die Teilnehmer sind wegen einer Entspannung bei Dir und nicht, um einen Vortrag über Klangschalen, Dich selbst, Entspannung oder irgendwelche Philosophien zu hören!

Hier einige Beispieltexte rund um geführte Klangentspannungen:

Beispieltext für eine Begrüßung

Herzlich Willkommen. Ich freue mich, Sie zu dieser Klangschalenentspannung begrüßen zu dürfen.

Alternativ: Guten Morgen. Ich freue mich, daß Sie den Weg in die Welt der Klänge gefunden haben und bereit sind, mit mir zusammen in diese faszinierende Welt der Schwingungen einzutauchen.

Alternativ: Vorstellung der eigenen Person und der Absicht.

Mein Name ist Karl Meier. Ich bin Wellnesstrainer (oder Klangmasseur oder Saunameister oder Entspannungstherapeut) und möchte Euch heute mit Hilfe von Klangschalen eine Entspannung geben, in der Ihr die Möglichkeit habt, einmal den Alltag loszulassen und neue Kraft zu tanken.

Ablauf der Traumreise oder Entspannung

Erkläre, wie der Aufbau Deiner Traumreise aussieht. Zum Beispiel:

"Wir beginnen mit einer Atemübung.

Anschließend werde ich Euch mit einem Klang begrüßen, indem ich eine klingende Klangschale einmal über Eure Körper führe, jedoch ohne Euch zu berühren.

Danach folgt eine Klangimprovisation oder/und Fantasiereise mit mehreren Klangschalen.

In der abschließenden Stillephase werden wir den Klängen noch für einen Moment nachspüren, bevor ich Euch schließlich wieder ins Hier und Jetzt zurückhole.

Die Dauer der Reise wird ungefähr ... Minuten betragen."

Raum für Fragen

"Habt Ihr so weit alles verstanden oder gibt es noch Fragen zum Ablauf?" (Hier ist das Wort „Ablauf" sehr wichtig, sonst kann es passieren, daß die

Teilnehmer mit Fragen zu persönlichen Problemen, der Klangschalenherstellung oder Ähnlichem reagieren.

Die Rückholung aus der Traumreise

In der Ruhe liegt die Kraft!

Nach dem aktiven Teil der Traumreise plane ein paar Minuten der Stille ein. Die Klänge wirken noch nach und die Hörer müssen in ihrem persönlichen Tempo einordnen und für sich bewerten, was da gerade geschehen ist. Jede Welle braucht ihre Zeit, bis sie im Sand verlaufen ist, genau wie die Klangschwingungen eine gewisse Zeit bedürfen, bis sie sich vollends in Körper- und Seelenschwingungen gewandelt haben.

Die Teilnehmer zurückholen

Manche Menschen tauchen schon nach kurzer Zeit in eine sehr tiefe Entspannung ab. Jede überraschende Aktion oder Wendung im „Reiseprozeß" kann sie dann erschrecken und aus der Entspannung in die Wachheit oder in eine Angespanntheit erwecken. Und wer wird nicht gerne sanft geweckt? Auch der Kreislauf benötigen ihre Zeit, um wieder "auf Touren" zu kommen. Und im Kopf wie im Bauch müssen sich gerade nach einer Phantasiereise die meisten erst einmal orientieren, wo genau sie sind.

Wichtig an der "Rückholung" ist weiterhin: Durch diesen letzten Teil der Reise wird das Ende der Entspannung angekündigt. Es gibt doch viele Teilnehmer, die gerne noch eine Weile liegen bleiben würden und ewiglich entspannen und reisen könnten. Die Rückholung ist eine klare Ansage: Die Reise für die Gruppe nähert sich dem Ende.

Ein Beispiel für eine Rückholung aus einer geführten Reise *(in Blau die Handlungsanweisungen, in "Anführungsstrichen" die Vortragstexte).*

"Nun ist es an der Zeit, wieder ins Hier und Jetzt zurück zu kehren."

Einen Atemzug Pause.

"Du kommst zurück hier in den Raum."

Einen Atemzug Pause.

"Werde Dir Deines Körpers wieder bewußt."

Einen Atemzug Pause

"Bewege Deine Hände und Füße, nimm einen tiefen Atemzug und öffne Deine Augen."

Einen Atemzug Pause

"Dann recke und strecke Dich."

Einen Atemzug Pause

"Und ganz langsam, in Deinem Tempo, kommst Du wieder im Hier und Jetzt an und richtest Dich langsam auf."

Gruppe = Gruppe?

Nein, natürlich sind nicht alle Gruppen gleich. Reine Männergruppen reagieren anders als reine Frauengruppen. In gemischten Gruppen gibt es ebenso viele eher kopf- oder körperorientierte Teilnehmer beiderlei Geschlechts wie es auf männlicher wie weiblicher Seite tief mit der Gefühls- und Traumebene resonierende Damen und Herren gibt. Die Abwechslung aus Vortrag, Wahrnehmung, Hören und körperlichem Spüren ist optimal. Sie spricht sowohl geistig als auch körperlich orientierte Menschen gleichermaßen an.

Du oder Sie

In der Regel begegnen wir in öffentlichen Bädern Menschen, die wir nicht kennen. Der Respekt und die Höflichkeit erfordern eine Ansprache, in der man die Gäste siezt. In der Klangreise ist das jedoch sehr unpersönlich. Dort ist das "Du" etwas Vertrautes und hilft dem Zuhörer, schneller loszulassen. Wenn es vorher angekündigt wird, hat kein Zuhörer ein Problem damit. Im abschließenden Gespräch verwendet man dann wieder das Sie. Das entfällt natürlich, wenn die Gäste auch sonst geduzt werden oder man die Übungen mit Freunden macht.

Man kann der Gruppe auch mit folgender Einleitung begegnen: "*Klangarbeit ist intime Arbeit. Ich leite Sie zum Träumen, Atmen, Pusten, Spüren und Loslassen an. Gestatten Sie mir deshalb das Du, denn die Arbeit ist für Dich ganz persönlich, nicht für ein fernes Sie.*"

Verhaltensregeln während der Entspannung

Verhaltensregeln, das klingt erst mal nach Schule, Strenge, Zucht und Ordnung. Es kommt aber immer darauf an, wie man Anweisungen vorträgt (nämlich mit ruhiger und fröhlicher Stimme um Mitarbeit bittend und nicht wie einen Erlaß von hoher Stelle) und ob sich ihr Sinn allen Beteiligten unmittelbar erschließt. Diese Regeln sind gerade für Menschen hilfreich, die noch nie eine Entspannung erlebt haben und die mit Dir Neuland betreten.

Die Anweisungen:

1. Wenn Du tief entspannst, kann sich Deine Körpertemperatur überraschend stark absenken und Dir kann fröstelig werden: Achte darauf, daß Du keine nassen Badesachen und Bademäntel am Körper trägst und nimm ein großes Badetuch oder eine Decke zum Zudecken.

2. Durch die Entspannung können sich Hustenreize lösen. Wer einmal hustet: kein Problem. Wenn es zu Hustenanfällen kommt, verlaß zügig, aber ruhig den Raum. So kannst Du Dich aushusten, ohne zu verkrampfen, weil Du versuchst, den Hustenreiz zu unterdrücken. Die Gruppe wird nicht weiter gestört und Du kannst, ist der Anfall vorüber, den Raum dann wieder leise betreten.

3. Manchmal wird eine Körperhaltung unbequem. Nimm einfach leise eine andere Position ein, bevor Du Dich quälst und womöglich eine Verspannung aufbaust.

4. Wenn Dir durch die Klänge unwohl wird oder Du innerlich unruhig wirst, dann
- atme ganz bewußt tief in die Regionen, in denen Dein Unwohlsein steckt ODER/UND
- öffne einfach die Augen ODER
- wenn das Unbehagen zu intensiv wird, verlasse kommentarlos und ruhig den Raum und gönne Dir draußen gute Luft oder eine erfrischende Dusche.

5. Es wird nicht geredet. Auch nicht vor Begeisterung. Wahrnehmungen, Kommentare, Fragen und anderes können auch nach der Reise bitte nicht hier im Raum, sondern vor der Tür besprochen werden. So bleibt für alle, die noch ein wenig entspannen wollen, Ruhe im Raum.

Die innere Haltung bei der Klangarbeit

Sei entspannt. Je ruhiger Du selbst innerlich bist, desto schneller werden auch von Dir mit Klängen umsorgte Menschen und in Gruppen Deine Zuhörer ruhig. Tip: ein paar Minuten vor dem Vortrag für Dich still werden, tief atmen und in Ruhe und Gelassenheit den Raum herrichten. Im Grunde ist es ganz einfach: Du mußt nur selbst den Klängen lauschen, die Du spielst und dabei nicht so viel nachdenken. Zuhören hilft!

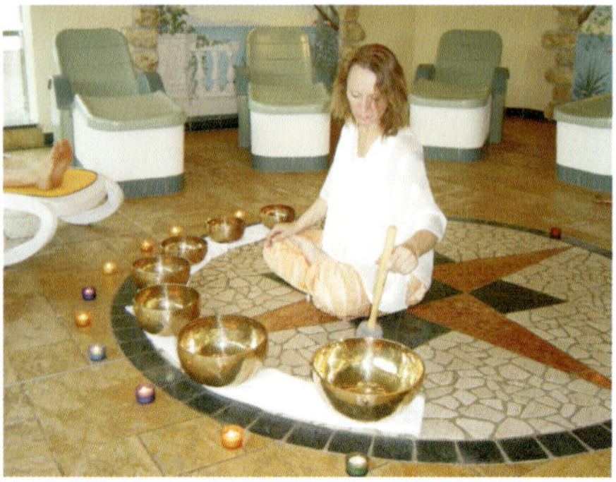

Wenn ich in meinen Klangmassage-Ausbildungen eine Klangmassage an einem Teilnehmer zeige und dabei allen anderen die Abläufe erkläre, so fließt dieser Vortrag so entspannend dahin, daß am Ende *alle* entspannt sind: der Behandelte, ich und die Zuhörer! Das Bild von Uta Karen drückt diese Präsenz und Ruhe wunderbar aus. Sie ist bei den Klängen und in der Ruhe. Das ist das Ziel!

Körper und Stimme

Grundsätzlich gilt, je entspannter Du selbst bist, desto leichter können sich Deine Teilnehmer entspannen. Sei Dir bewußt, daß sie Dir vertrauen und sich auf Dich einlassen. Du möchtest ihnen Wohlbefinden vermitteln. So suche vorher Dein Lächeln und nimm ein oder zwei tiefe Atemzüge.

Sowohl Deine Stimme, als auch Deine Körperhaltung spiegeln Dein inneres Empfinden wieder. Und wenn die Teilnehmer entspannt sind, nehmen sie auch jeden Streß und jede Anspannung in Dir wahr. Um dies zu vermeiden, achte auf Deine Körperhaltung.

In der folgenden Übung kannst du erfahren, wie Deine Stimme immer auch Deine Körperhaltung hörbar macht, niemals von ihr getrennt betrachtet werden kann:

Nimm einen kurzen Text, vielleicht diesen und den nächsten Absatz oder den Begrüßungstext auf Seite 46, und lies ihn mehrmals laut vor. Jedes Mal, wenn Du ihn erneut liest, verändere Deine Körperhaltung. Liegend, sitzend, mit geneigtem Kopf, zur Seite sprechend, mit abgeknickten Oberkörper, mit der Hand vor dem Mund ...

Diese Wahrnehmungsübung mag im ersten Moment fast lächerlich einfach klingen, doch hat sie zur Folge, daß Du Dir der Wirkung Deiner Körperhaltung auf deine Stimme bewußt wirst. Während des Vortragens nimmst Du dann ganz intuitiv die Körperhaltung ein, die es Dir ermöglicht, der Stimme einen möglichst freien Fluß zu geben.

Unabdingbar für den Vortragenden ist auch bequeme Kleidung - also nichts anziehen, was irgendwelche Körperregionen einengt.

Aufrecht sitzen bedeutet auf keinen Fall überstreckt! Du solltest bequem und ausgewogen sitzen, Deine Bauchregion genauso wenig wie die Hals-Nacken-Region einengen. Wenn Du Deinen Rücken überspannst, weil Du meinst, ganz gerade sitzen oder stehen zu müssen, führt das auch zu Spannungen! Es ist wie immer die goldene Mitte, um die es geht.

Stimme und Gefühl

Ein wichtiger gestaltender Aspekt beim Vortragen und Empfangen einer Klangreise ist das Gefühl, mit dem Du die Reise vorträgst. Probiere als Übung, Deinen Namen mit verschiedenen Gefühlen wie Freude, Liebe, Wut, Hass, einem Befehlston, einem Ton der Langeweile und anderen, die Dir einfallen, auszusprechen. Wenn möglich, dann sprichst Du als nächstes Deinen Nachbarn (Freundin, Partner, Ehefrau, Übenden) mit seinem Namen an und frage ihn, welches Gefühl Du im Sprechen seines oder ihres Namens ausdrückst. Schau mal, wie er oder sie reagiert, je nachdem wie Du den Namen aussprichst.

All diese Faktoren haben einen wesentlichen Einfluß auf Deine geführten Entspannungen. Doch laß Dich nicht abschrecken: Beim ersten Üben können einem all diese Dinge, die da zu beachten sind, ein wenig verschrekken. Aber mit der Zeit wirst Du Dich gut auf den Prozeß einschwingen und schon mit dem zweiten öffentlichen Vortrag läßt auch das Herzklopfen merklich nach.

Die Zielsetzung eines Vortrages:

- der Zuhörer vertraut Dir,
- dadurch läßt sich der Zuhörer von Dir führen,
- dadurch kann der Zuhörer besser loslassen und sich entspannen
- und fühlt sich damit wohl und geborgen.
- Regenerationsprozesse werden unterstützt und eingeleitet,
- der Mensch kommt zu sich und schöpft Kraft und positive Stimmung.

Das heißt, es liegt nun an Dir, dem Zuhörer das Gefühl zu vermitteln, daß er sich fallen lassen kann. Gehe mit Freude und Ruhe an Deinen Vortrag heran. Laß los - verkrampfte Sprecher tun nicht gut - sei Freude und lausche selbst Deinen Klängen. Sie erzählen Dir, wie Du Dich verhalten sollst. Bleibe immer schön ruhig und lächle innerlich.

Klangschalen - Klangentspannungen

Klangimprovisation zum Entspannen

Du benötigst vier oder fünf Klangschalen

1. Spiele die Klangschalen gleichmäßig im ruhigen und sanften Puls (ungefähr 6-10 Anspiel-Schläge die Minute). Achte darauf, daß Du nicht mehrmals den gleichen Ton hintereinander spielst. Das erweckt bei den Zuhö-

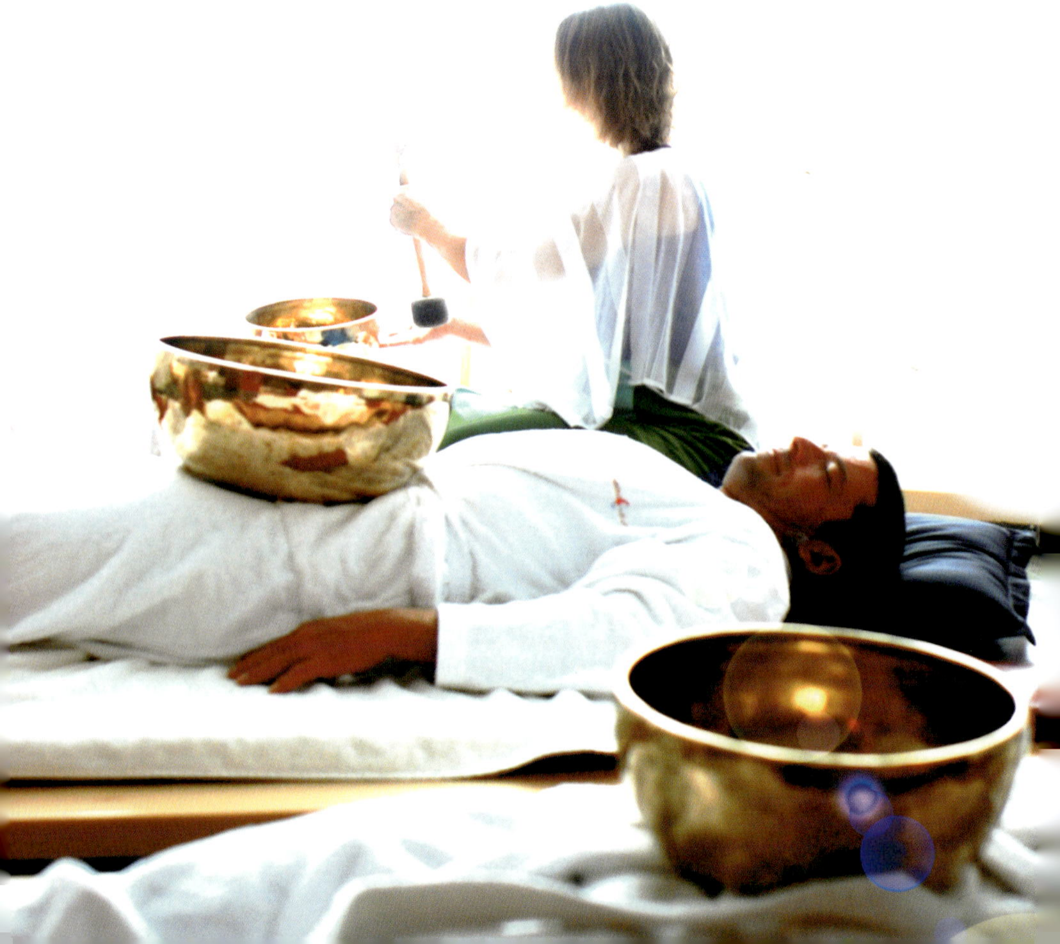

rern den Eindruck, daß die Klangreise gleich zu Ende ist. Am besten, Du spielst die Klangschalen nacheinander hin und her.

Tip: Um einen ruhigen Rhythmus zu spielen, hilft es, innerlich mit jedem Schlag bis sechs oder zehn zu zählen oder ein Wort mit drei bis vier Silben zu denken (zum Beispiel: Re-gen-bo-gen. Oder: Klang-Ent-span-nung).

Wenn Du gleichmäßig anspielst, entsteht ein sphärischer, getragener Rhythmus, auf den sich die Wahrnehmung der Hörer einstimmt und der ein Gefühl von Sicherheit und Kontinuität vermittelt.

Langsameres Spielen stärkt unser parasympathisches System und führt gemeinsam mit den Schwingungen zum Beispiel zur Absenkung der Herzfrequenz und Vertiefung der Atmung. Kurz: zu schnellerer Entspannung. Und im entspannten Zustand kann unser Gehirn Klänge viel besser verarbeiten: wir hören dann besser.

Klangimprovisation Geborgenheit

Du benötigst vier Klangschalen von tief nach hoch sortiert 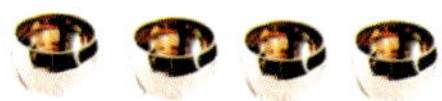

Variiere beim Anspiel nur ganz gelegentlich die Tonfolge.

Beginne mit den drei höheren Tönen und wiederhole diese eine Zeitlang. Dann lasse den obersten Ton fort und spiele die unteren drei Töne.

Wirkungsweise: Leichtigkeit, Geborgenheit, allmählich tiefer gehend.

Klangimprovisation Erde

Du benötigst drei Klangschalen von tief nach hoch sortiert 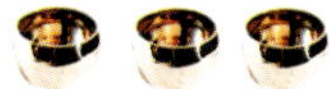

Spiele drei Töne im Vierertakt: tiefer Ton, mittlerer Ton, hoher Ton, mittlerer Ton und wieder von vorn.

Wirkungsweise: Beständigkeit, Erdung, nach innen kehrend, körpernah.

Variationen mit dem Schlegel

Wenn Du inzwischen im sanften Anspiel der Klangschalen geübt bist, dann kann man alle Übungen auch im Wechsel mit Klöppel und Schlegel spielen. Erst spielst Du die Klangfolge mehrere Male mit dem Klöppel. Dann wechselst Du für ein bis drei Klangfolgen auf einen Lederschlegel, um schließlich mit dem Klöppel abzuschließen.

Körperentspannung mit einer Gruppe

Es gibt verschiedene Möglichkeiten, in der Gruppe den Körper mit Klangschalen anzusprechen. Zum Beispiel:

- mit Klängen streicheln
- eine geführte Körperentspannung, kombiniert mit Klangschalen
- Klänge atmen
- eine einfache Klangmassage

Mit Klängen streicheln

Als Beginn oder zum Abschluß einer Klangmassage, Klangreise oder Klangentspannung oder auch für sich alleine stehend als kurzes "Klanghäppchen". Auch in der Sauna lassen sich Streichelklänge gut einsetzen. Mit Klängen zu streicheln hast Du im Kapitel "Klangdusche" gelernt.

Geführte Körperentspannung: Komm zu Dir

Wie schwer es manchmal ist, vom Alltag abzuschalten, weiß jeder. Umso schöner ist es, wenn man beim Entspannen von jemandem angeleitet wird, der das Gefühl von Geborgenheit und eigenem Raum vermittelt. So ist der Beginn einer Klangentspannung ganz wichtig, da er den Teilnehmern ein Gefühl von „Aufgehoben-Sein" vermitteln soll. Nach der Einleitung und nachdem jeder seinen Platz gefunden hat, kannst Du folgendermaßen beginnen:

Spiele eine Klangschale langsam dreimal hintereinander an. Halte sie dabei in den Raum und spiele vom Anschlag her in Richtung der Teilnehmer. Laß die Klangschale dabei nie ganz verklingen.

Text:

"Und so nimm einen tiefen Atemzug.
Und mit dem Ausatmen lasse hörbar los."

Atme selbst hörbar aus. Klang

"Nimm einen weiteren Atemzug.
Mit dem Ausatmen lasse hörbar los."

Atme selbst hörbar aus. Klang

"Ich spreche nun in der Ich-Form und Du wiederholst meine Sätze mit Deiner inneren Stimme für Dich in der Ich-Form."

Spiele wieder dreimal die Klangschale 

"So, jetzt ist die Zeit für mich.
Die Zeit, in der ich zu mir kommen kann.
Die Zeit, in der mein Alltag für einen Moment draußen vor der Tür bleibt.
Die Zeit, in der die Klänge mich einladen wollen, mit ihnen auf eine Reise zu gehen.
Auf eine Reise in meine eigenen inneren Welten."

Spiele wieder dreimal die Klangschale 

Nun gehe mit der Klangschale durch den Raum und begrüße jeden Teilnehmer, wenn es nicht mehr als zwölf Teilnehmer sind mit einem Klang, indem Du mit der Klangschale einmal über jeden Körper gehst. Beginne dabei vor oder über der Person, spiele die Schale mit einigem Abstand zum Körper an und führe sie klingend achtsam Richtung Kopf. Von dort wandere langsam zu den Füßen. An den Füßen setzt Du eine weiteres Anspiel. Wenn die Schale dort fast ausgeklungen ist, wechselst Du zum nächsten Teilnehmer.

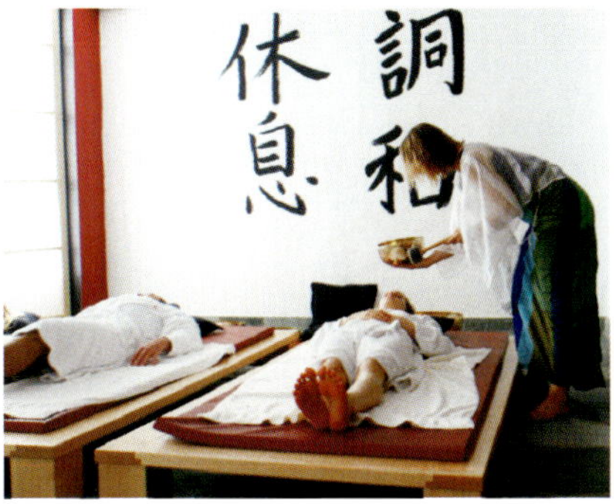

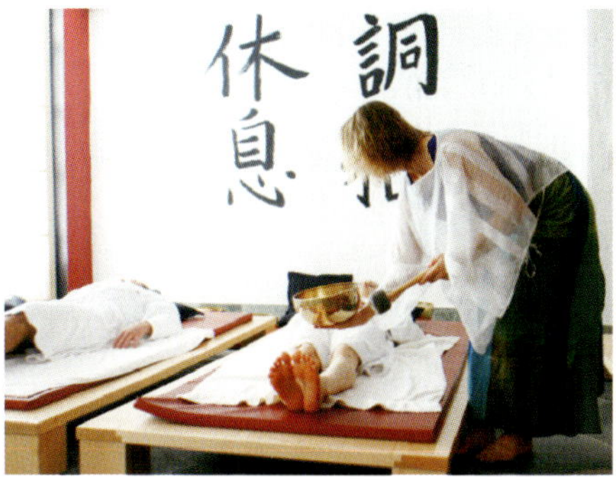

Sollten es mehr als zwölf Teilnehmer sein, so bewege Dich mit der klingenden Schale über ihre Köpfe, jedoch indem Du sie als Gruppe behandelst und nicht mehr als Einzelpersonen (sonst dauert die Zeremonie zu lange).

Wenn die Menschen dem Klang folgen, führt er sie unweigerlich zu einem Lauschen, und dieses wiederum führt zur inneren Ausrichtung. Das ist der erste Schritt weg vom Außen und hin zur eigenen Wahrnehmung. Durch das häufige, gleichmäßige und ruhige Spielen wird der Klang vertraut und schafft ein Feld der Ruhe im Raum. Und bei vielen Teilnehmerinnen auch schon im Inneren.

Nach dieser Entspannung kann eine Phantasiereise, eine Klangimprovisation oder eine Klang-Atem-Übung folgen.

Dynamische Körperentspannung mit einer Klangschale

"Setze oder lege Dich bequem hin, so wie Du Dich am wohlsten fühlst.

Nimm einen tiefen Atemzug und mit dem Ausatmen entspanne Dich.

Mit dem nächsten Atemzug spannst Du Deine Zehen an, als wolltest Du mit ihnen nach etwas greifen - langsam bis Drei zählen! - und mit dem Ausatmen läßt Du sie wieder los".

Klang

"Mit dem nächsten Atemzug ziehst Du Deine Zehen Richtung Knie - langsam bis Drei zählen - und mit dem Ausatmen läßt Du sie wieder los."

Klang

"Mit dem nächsten Atemzug spannst Du Deine Oberschenkel an - langsam bis Drei zählen - und läßt sie mit Deinem Atem wieder los."

Klang

"Mit dem nächsten Atemzug spannst Du Deine Gesäßmuskeln an - langsam bis Drei zählen - und läßt sie mit dem Ausatmen wieder los."

Klang

"Mit dem nächsten Atemzug spannst Du Deine Bauchmuskeln an - langsam bis Drei zählen - und läßt sie mit dem Ausatmen wieder los."

Klang

"Mit dem nächsten Atemzug spannst Du Deine Rückenmuskeln an - langsam bis Drei zählen - und läßt sie mit dem Ausatmen wieder los."

Klang

"Mit dem nächsten Atemzug ballst Du Deine Hände zu Fäusten - langsam bis Drei zählen - und läßt sie mit dem Ausatmen wieder los."

Klang

"Mit dem nächsten Atemzug spannst Du die Armmuskulatur an - langsam bis Drei zählen - und läßt sie mit dem Ausatmen wieder los."

Klang

"Mit dem nächsten Atemzug ziehst Du die Schultern nach oben - langsam bis Drei zählen - und läßt sie mit dem Ausatmen wieder los.

Klang

"Mit dem nächsten Atemzug zerknautscht Du Dein Gesicht zu einer Grimasse - langsam bis Drei zählen - und läßt es mit dem Ausatmen wieder los."

Klang

"Mit dem nächsten Atemzug beißt Du die Zähne aufeinander - langsam bis Drei zählen - und mit dem Ausatmen läßt Du die Kiefer wieder los."

Klang

"Zum Abschluß spannst Du noch einmal alle Muskeln im Körper an. Die Füße, die Beine, den Po, den Rücken und Bauch, Deine Arme, die Schultern und Dein Gesicht - und läßt alles wieder mit einem tiefen Ausatmen los. Dein ganzer Körper liegt nun entspannt und losgelöst auf seiner Unterlage."

Nun kann eine Klangimprovisation oder eine Phantasiereise und abschließend eine Rückholung ins Hier und Jetzt folgen.

Klänge atmen

Ein paar Gedanken zum Atem.

Atem ist Lebensenergie. Mit einem Einatmen beginnt das Leben, mit einem Ausatmen endet es. Solange wir atmen, sind wir lebendig. Gleichzeitig ist der Atem die Verbindung zwischen dem Unsichtbaren (der Luft) und dem Sichtbaren (dem Körper). Auch wenn nun die Luft unsichtbar ist, so enthält sie doch etwas, das unser Körper zum Leben braucht: den Sauerstoff. Der Sauerstoff gelangt über unsere Lungen in die Blutbahnen. Er wird mit Hilfe des Herzens weitergepumpt und versorgt uns mit neuer Energie. Beim Ausatmen lassen wir die verbrauchte Luft (Kohlendioxid) wieder ausströmen und der Kreislauf beginnt von Neuem.

Mit einer bewußteren Atmung können wir neue Energie aufnehmen und verbrauchte Stoffe, Ideen und Spannungen loslassen und ausscheiden.

Unsere Atmung zeigt deutlich, wo wir nicht im Fluß sind. Angst zum Beispiel blockiert den freien Atemfluß im Körper. Die Atmung wird oberflächlich und schnell. Der Körper wird nicht mehr ausreichend mit Sauerstoff versorgt und beginnt an Kraft zu verlieren.

Eine andere Blockade ist das Festhalten von alten Energien. Wer sich nicht die Zeit für sich selbst und zum Entspannen nimmt, sondern nur von einem Termin zum nächsten hetzt, hat keine Zeit mehr zum Loslassen und Altes, was er nicht mehr braucht, abzugeben. Die natürliche Ordnung von Geben und Nehmen ist im Ungleichgewicht. Auch hier ist der Körper ein Spiegel. *Es raubt einem die Luft zum Atmen* oder die sprichwörtliche *Nase voll haben* zeigen dies deutlich.

Ich denke, es ist jedem Menschen klar, daß der Körper immer ein Ausdruck unseres Selbst ist. Mehr dazu kann man im Buch von Thorwald Dethlefsen: *Krankheit als Weg* erfahren.

Mit den Atemübungen stellen wir den natürlichen Fluß im Körper mit Aufnehmen und Abgeben wieder her.

Wir bieten Dir hier nun drei Atem-Klangübungen an, die Deine Wahrnehmung jeweils auf einen anderen Bereich der Lungen lenken:

- Die Bauchatmung
- Die Brustatmung
- Die Kopfatmung

Übung: Tiefe Bauchatmung mit einer Klangschale

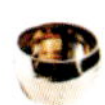

Einführender Vortrag: "Der Bereich unterhalb des Bauchnabels wird auch als Körpermitte bezeichnet. Wenn man zum Beispiel einen Löffel nimmt und ihn auf einem Finger balancieren möchte, so findet man irgendwann den Punkt, wo er im Gleichgewicht ist. Bei unserem Körper ist dieser Balance-Punkt in der Regel etwas unterhalb des Bauchnabels.

Tiefe Bauchatmung ist körperbezogen und verhilft bei häufigerem Üben, den Körper zu entspannen und das innere Feuer wieder zu aktivieren. Vor allem hilft sie, Dinge, die wir nicht mehr brauchen, loszulassen."

Übung

"Lege nun Deine Hände auf Deinen Bauch unterhalb des Bauchnabels, knapp oberhalb des Schamansatzes.

Lasse den Atem langsam durch die Nase einströmen. Genauso langsam lasse ihn durch den Mund wieder ausströmen.

Beobachte dabei Deinen Bauch, wie er sich mit jedem Einatmen hebt und mit jedem Ausatmen wieder senkt.

Die Klangschale wird Dich jetzt bei Deiner Entspannung unterstützen."

Klang

"Richte Deine Aufmerksamkeit auf das Ausatmen. Mit jedem Ausatmen sinkt Dein Körper etwas tiefer in Deine Unterlage."

Klang

"Mit jedem Ausatmen läßt Du ein wenig mehr los."

Klang

"Mit jedem Ausatmen entspannst Du mehr und mehr."

Klang

"Nun richte Deine Aufmerksamkeit auf das Einatmen. Mit jedem Einatmen nimmst Du neue Energie auf."

Klang

"Mit jedem Einatmen stärkst Du Deinen Körper, gibst ihm neue Kraft."

Klang

"Mit jedem Einatmen nimmst Du neue, Kraft spendende Energie auf...

Mit jedem Ausatmen lässt Du Altes los ..."

Mehrmaliges, ruhiges Spielen der Klangschale

"Nun spüre noch eine Weile nach, wie Du durch diese Übung gereinigt und gestärkt worden bist."

Übung: Brustatmung mit zwei Klangschalen

Einführender Vortrag: "Die Brustatmung dient der Lunge, den Bronchien in der Lunge und aus geistiger Sicht der Liebe. Die Lunge steht im übertragenen Sinne auch für Beziehungen, Austausch, Innen und Außen, Geben und Nehmen.

Durch die Brustatmung wird der Brustkorb geweitet und neuer Raum wird geschaffen. Freies Atmen in Verbindung mit einer aufgerichteten Haltung ist die Folge dieser Atmung. Geistig gesehen geben wir der Liebe Raum und öffnen uns für die Begegnung mit unseren Mitmenschen. Das Herz mit seiner Entsprechung als emotionales Zentrum unseres Seins wird von den Lungenflügeln eingerahmt."

Übung

"Stell Dich aufrecht hin. Leg Deine Hände seitlich auf die Rippen, um die Ausdehnung des Brustkorbs zu fühlen. Halte den Kopf dabei aufrecht, als würde eine unsichtbare Schnur Dich nach oben ziehen.

Atme nun in den Brustraum und spüre die Ausdehnung Deiner Rippen."

Klang *einer* Klangschale

"Während Du den Klängen der Klangschale lauschst, atme gleichmäßig ein und aus."

Die Klangschale wird gleichmäßig gespielt

"Mit dem Einatmen dehnt sich Dein Brustkorb, mit dem Ausatmen entspannt er sich.

Mit dem Einatmen wird auch Dein Rücken weit, mit dem Ausatmen entspannt er sich.

Nun lasse die Arme fallen und genieße es, entspannt zu stehen."

Eine zweite Klangschale kommt hinzu

"Stelle Dir nun vor, daß sich in der Mitte Deines Brustraumes eine Sonne befindet. Sie ist warm und schenkt Dir Freude.

Mit jedem Einatmen verstärkst Du nun in Deiner Vorstellung die Kraft ihrer Strahlen und ihrer Wärme.

Sie gibt Dir Geborgenheit und Wohlbefinden.

Mit jedem Einatmen beginnen ihre goldgelben Strahlen mehr und mehr in

Dir zu leuchten. Nach und nach füllen sie Deinen ganzen Oberkörper, die Arme und Hände, die Beine und Füße.

Allmählich entspannt sich auch Dein Gesicht und das Leuchten der Sonne erreicht Deinen Kopf. Ein Lächeln entsteht und mit ihm ein Gefühl von Frieden in Dir.

Genieße es noch für einen Moment, in der Sonne Deines Herzens zu baden."

Klangschalen werden noch ein wenig gespielt und klingen dann langsam aus. Dann folgt eine kleine Pause.

"Mit dem Strahlen der inneren Sonne im Herzen komme dann wieder zurück hier in den Raum."

Übung: Kopfatmung mit drei Klangschalen

Einführender Vortrag: "In dieser Übung geht es um das Loslassen störender Gedanken. Das ist für die meisten Menschen die größte Herausforderung. Klang und Atmung helfen bei dieser Übung hervorragend.

Ein häufiges Üben dieser Atmung hilft, Verspannungen im Nacken, aber auch im Bereich des Gesichtes abzubauen. Es löst übermäßigen Druck, der zum Beispiel durch angestrengte Kopfarbeit entsteht. Die Atmung fördert den Ausgleich zwischen den Gehirnhälften.

Bei der geistigen Ausrichtung geht es um Weite und Klarheit. Bilder wie ein klarer, blauer Himmel können dabei helfen, ein Gefühl davon zu bekommen. Nachdem dieses Gefühl von Freiheit erlebt wurde, wird die Konzentration auf die geistige Mitte, das sogenannte dritte Auge gerichtet. Es ist der Punkt zwischen den Augenbrauen und steht in direktem Kontakt mit der Hypophyse, einer wichtigen Hormondrüse im Kopf. Er ist in der Meditation die Eingangstür zur Intuition und auch zu den inneren Heilkräften. Es ist der Punkt, der die Vorstellungskraft stärkt und die inneren Wahrnehmungen sensibilisiert."

Übung:

"Setz oder leg Dich bequem hin, so wie Du Dich am wohlsten fühlst.

Nimm einen tiefen Atemzug und mit dem Ausatmen entspanne Dich.

Die Klänge wollen Dich mit auf eine Reise durch Deinen Körper nehmen."

Zwei Klangschalen werden fortwährend und gleichmäßig gespielt

"Richte Deine Aufmerksamkeit auf Deinen Atem. Atem ist Lebensenergie und versorgt Dich und Deinen Körper mit neuer Kraft.

Stell Dir nun einmal vor, Du atmest die Klänge ein.

So wie Dein Blut den Sauerstoff transportiert, leitet es auch die Schwingungen der Klänge durch Deinen Körper.

Mit jedem Einatmen nimmst Du die Kraft der Klänge auf. Mit jedem Ausatmen gibst Du Altes und verbrauchte Energie ab.

Nun atme einmal die Klangschwingungen in Deine Füße.

Allein Deine Absicht genügt.

Spüre, wie Deine Füße beginnen, sich zu entspannen.

Dann leite Deine Atemenergie in Deine Beine. Sie füllen sich mit Schwingungen und deine Muskulatur kann sich lösen.

Atme nun in Dein Gesäß und Deinen Unterleib. Nimm einmal wahr, wie Du auf Deiner Unterlage liegst. Sie hält Dich - ebenso wie auch die Klänge Dir Geborgenheit und Sicherheit geben.

Die Klangenergie fließt mit Deinem Atem nun die Wirbelsäule entlang nach oben. Die Schwingung begrüßt jeden Wirbel Deines Rückens.

Allmählich beginnt sie sich von dort aus auszubreiten, so als würdest Du Flügel bekommen.

Leichtigkeit breitet sich aus. Dein Rücken entspannt sich immer mehr.

Nun beginnt auch Dein Bauch- und Brustraum sich mit dem Klang zu füllen. Er wird weit und Dein Atem kann frei fließen. Der Klang nimmt alle Bedrückung mit sich, und Freude, Wärme und Geborgenheit kann sich in Dir ausbreiten.

Nun fließt die Klangschwingung in Deinen Nacken und Deine Schultern. Auch sie beginnen, sich zu entspannen und lassen einfach los.

Mit ihnen lassen nun auch Arme und Hände los und entspannen, von Klängen durchflutet.

Dein ganzer Körper liegt nun locker und entspannt auf seiner Unterlage."

Die dritte Schale kommt hinzu

"Nun richte die Aufmerksamkeit auf Deinen Kopf. Du kannst Dir vorstellen, Du schaust in einen weiten, blauen Himmel hinein.

Mit jedem Ausatmen wird nun Dein Kopf frei und weit. So als würden Deine Gedanken von kleinen weißen Wolken einfach fortgetragen.

Dein Gesicht entspannt immer mehr. Urlaubsstimmung von Weite, Ruhe und Freiheit begrüßt Dich, beginnt Dich einzuhüllen.

Nun richte einmal Deine Aufmerksamkeit auf Dein drittes Auge. Es ist der Punkt zwischen den Augenbrauen. Nimm ihn einfach wahr. Tue nichts weiter, als ihn zu beobachten.

Stelle Dir nun vor, Dein drittes Auge könnte atmen. Dann atme durch diesen Punkt ein und auch wieder aus.

Vielleicht spürst Du ein Kribbeln oder ein Pochen im dritten Auge. Es zeigt Dir, daß es lebendig und wach ist.

Du atmest weiter. Ein und aus - ein und aus.

Ganz langsam beginnt ein Gefühl der Gelassenheit Dich zu durchströmen. In diesem Moment der Gelassenheit bist Du vollkommen. Du bist vollkommen eins mit Dir und der Schöpfung. Raum und Zeit heben sich auf. Du bist zum Beobachter geworden. Gedanken kommen und sie gehen, Bilder kommen und gehen. Du schaust nur zu."

Schalen klingen langsam aus 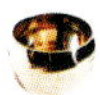

"Dann kommst Du wieder zurück in die Gegenwart. Räkelst und streckst Dich und öffnest schließlich Deine Augen. Du gehst nun gestärkt in den Alltag und bist wieder ganz wach."

Gruppen-Klangmassage

Bei allen beschriebenen Übungen setzt Du die Klangschale ja nun nicht direkt auf den Körpern der Menschen ein. Entweder, Du führst eine einzelne Schale auf der Hand durch den Raum oder gibst den Teilnehmerinnen Klangduschen, oder Du hast mehrere Schalen im Raum aufgestellt und spielst sie dort in den Improvisationen oder Klangentspannungen.

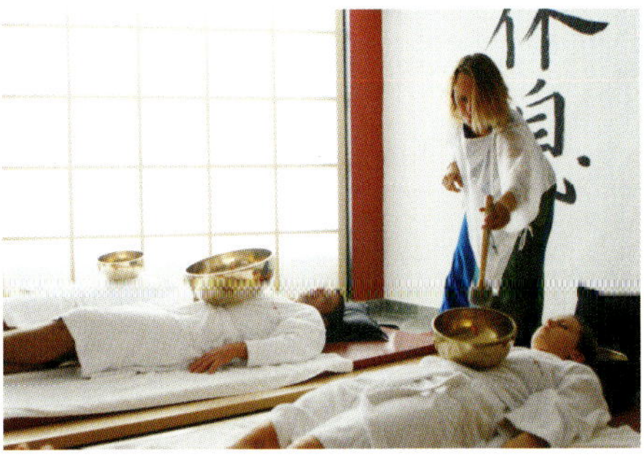

Wenn Du schon etwas Übung hast und Dich souverän mit den Klangschalen bewegen kannst, dann bietet es sich

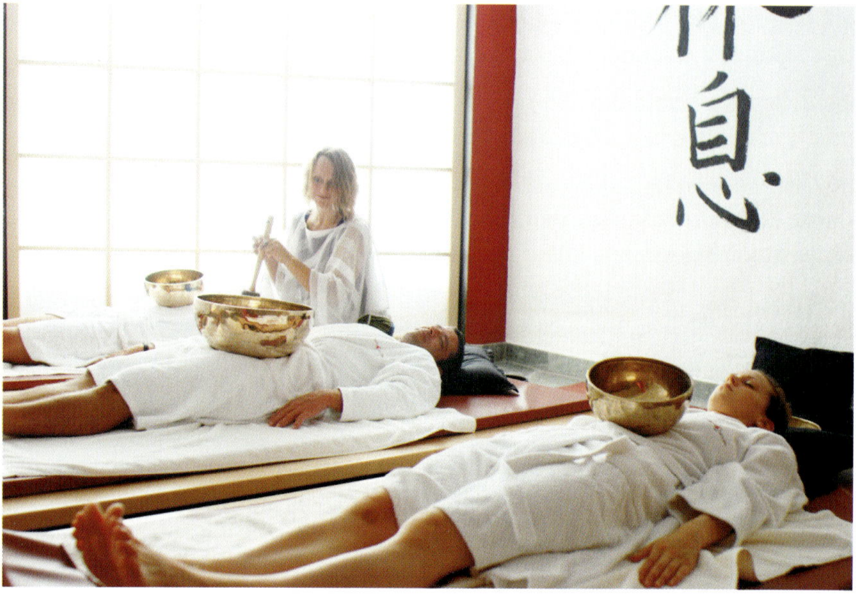

durchaus an, die Schalen für Klangübungen auch direkt auf den Körpern mehrerer Menschen zu plazieren (Bild vorherige Seite und oben).

Wenn die Klangschalen nun auf den Bäuchen oder Rücken oder Beinen der Teilnehmerinnen plaziert sind, dann kannst Du zwischen ihnen hin- und herwandern und die Schalen in Schwingung halten.

Variation zur Gruppen-Klangmassage

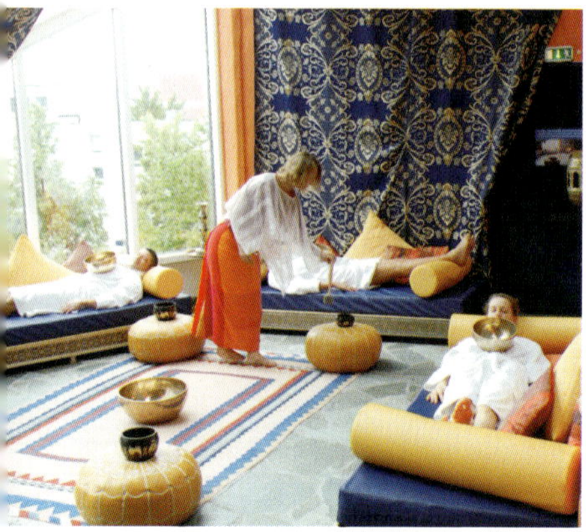

Du plazierst Schalen sowohl auf den Körpern als auch im Raum (Bild links und rechts oben). Wenn Du nun von Person zu Person gehst, kannst Du die Schalen im Raum zwischendurch ebenfalls anspielen. Schließlich badet der ganze Raum und die Teilnehmerinnen in ihm in Klängen ...
Herrlich!

Diese Übung eignet sich aber nur für Gruppen bis fünf Personen. Sonst bist Du mit dem Laufen und Anspielen zu sehr in Bewegung

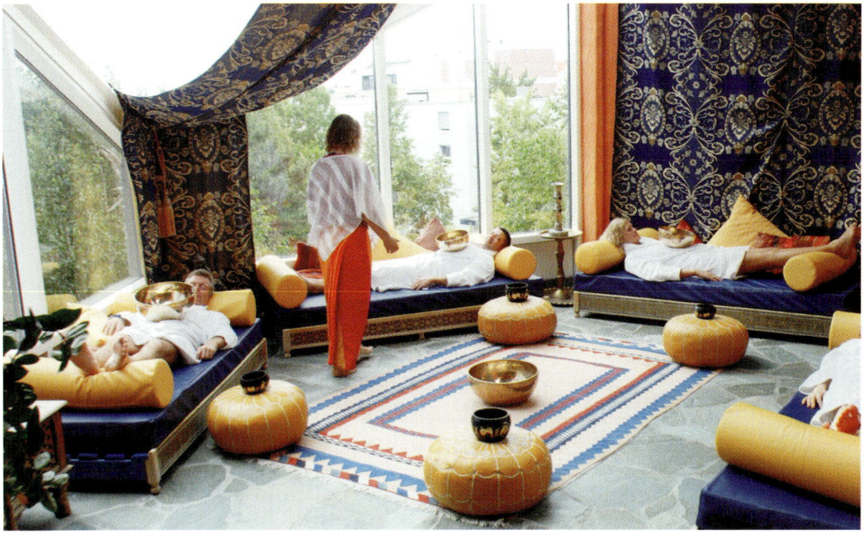

und trägst Unruhe in den Raum. Auch sollten die Personen stets möglichst nahe beieinander liegen, so wie die Fotos es zeigen. So läßt sich eine kleinere Gruppen durchaus mit einer Mini-Klangmassage betreuen.

Variation der Gruppen-Klangmassage

Etwas geübteren Gruppen kannst Du schon abverlangen, daß sie selbst erfühlen, wo sie die Klangschalen am liebsten auf dem Körper spüren wollen.

Beachte unbedingt: Du mußt bei jeder Person durch Rückfrage abklären, ob das Gewicht der Schale für sie in Ordnung ist. Längst nicht jeder muß eine so große Schale wie unser Model links (Bild oben) auf dem Bauch als angenehm empfinden!

So kommen alle in den Genuß aller Klänge, aber jeder hat noch "seinen" Klang, den er auch als Vibration spüren kann.

Aktives Gruppen-Klangspiel

Eine sehr freudvolle und spielerische Art, in einer Gruppe aktiv mit Klängen zu arbeiten, möchte ich Dir auch noch zeigen. Du benötigst so viele Schalen, wie die Gruppe Teilnehmer hat - jeder bekommt eine Schale und einen passenden Klöppel dazu. Dann setzen sich die Teilnehmer im Kreis so hin, daß sie sich gegenseitig anschauen können, die Schalen vor sich auf dem Boden.

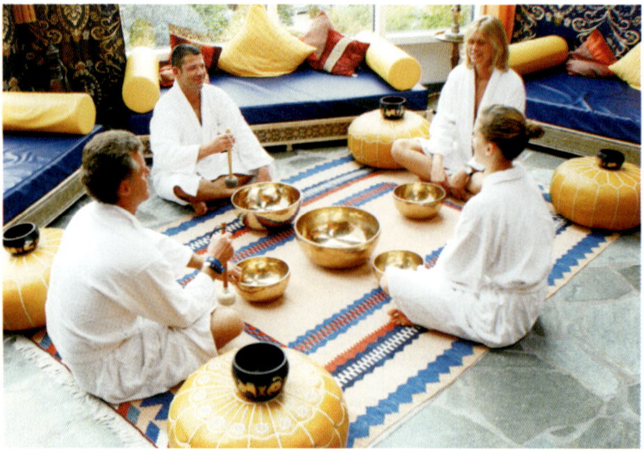

Den Ton schenken

Nun spielt immer ein Teilnehmer seine Schale (oder zwei Teilnehmer ihre zwei Schalen im Wechsel gemeinsam. Das Anspiel muß harmonisch aufeinander abgestimmt sein). Die anderen lauschen aufmerksam, bis die Schwingungen im Raum verklungen sind.

Dann nehmen sie ihre Klöppel auf und spielen ihrerseits ihre Klangschalen, während die eben noch Aktiven jetzt lauschen dürfen.

Wird diese Zeremonie-Übung mit der nötigen Achtsamkeit und Freude durchgeführt, ohne daß jemand rumalbert, dann kann sie etwas sehr Kraft- und Liebevolles haben. Ihr schenkt Euch gegenseitig Klänge! Ein wohltuendes Ritual.

Noch schöner wird das Ganze, wenn die Bespielten sich vor den Spielern dankend verneigen und ihnen und den Klängen so ihren Respekt zollen.

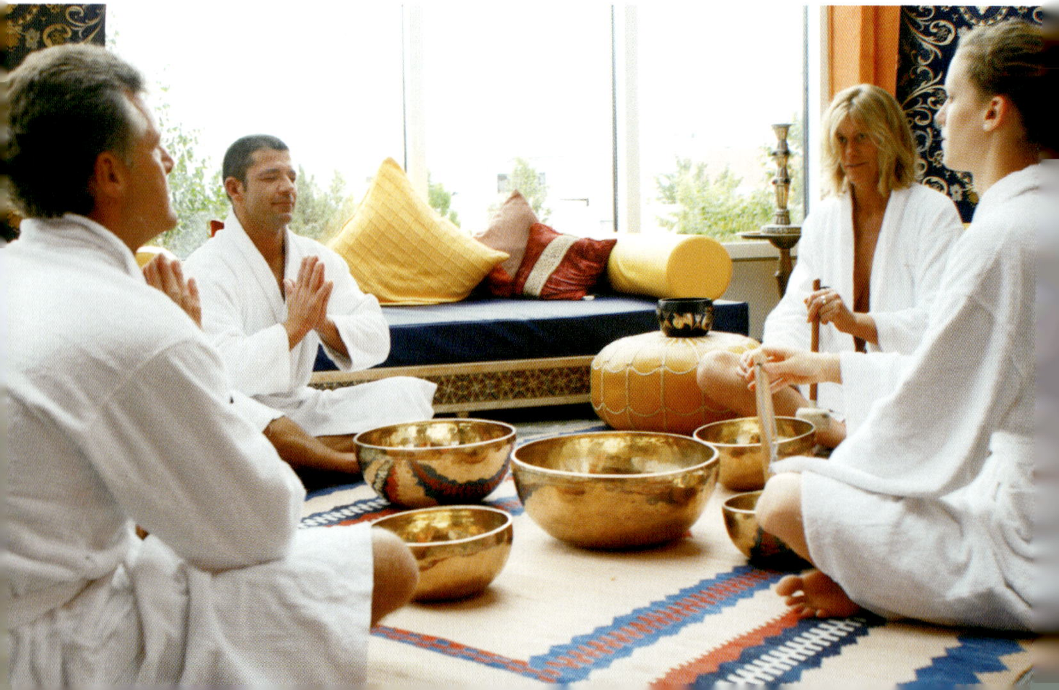

Phantasie-Klang-Reisen

Phantasiereisen, Klang- oder Traumreisen werden immer beliebter. Sie entspannen den Geist, trainieren die Vorstellungskraft und führen zu wissenschaftlich nachweisbaren harmonisierenden Reaktionen auf Körper und Psyche. Die Kraft positiver Gedanken wird bei schwer erkrankten Menschen schon lange erfolgreich eingesetzt. Da Vorbeugen immer sinnvoller als Heilen ist, sind diese Geistreisen in Pädagogik, Management und natürlich im Wellness-Bereich ebenfalls schon lange im Einsatz. Verbindet man nun die Traum- oder Phantasiereise mit dem Einsatz von Klängen, so verstärken die Klänge den heilsamen Effekt der Reise beträchtlich.

Wir haben die hier vorgestellten Klangreisen bewußt für Wellnessfreunde ausgewählt, die noch keine Erfahrungen mit Klangreisen haben. Sie haben sich in der Praxis als einfach nachvollziehbar und in ihrer Bildsprache klar und effektiv erwiesen.

Wechselnde Rollen

Wenn Du die Klangreisen im privaten Umfeld umsetzen möchtest, dann schau doch mal, ob Du Dich nicht mit anderen neugierigen und lernwilligen Menschen zusammentun magst. Ihr könntet dann abwechselnd als Vortragende und als Traumreisende aktiv werden. Vielleicht wechselt ihr die Rollen zwischen zwei Saunagängen, oder es darf einmal an einem Tag der eine den Vortrag machen und am nächsten Wellness-Tag der nächste. So kommen alle in den Genuß, einmal nur zuhören zu dürfen.

Der Zauberklangteppich

Drei bis vier Klangschalen 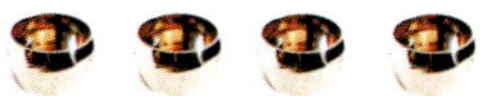

"Du setzt oder legst Dich bequem hin - wie es Dir am angenehmsten ist.

Nimm einen tiefen Atemzug.

Beim Ausatmen lasse in Deiner Vorstellung den Alltag, die Gedanken, die Dir gerade durch den Kopf gehen, möglicherweise irgendwelche Sorgen, einfach los. Du kannst Dich später um sie kümmern.

Bleibe mit Deiner Aufmerksamkeit bei Deinem Atem - ohne ihn irgendwie lenken oder manipulieren zu wollen. Atme einfach.

Beobachte, wie Dein Atem kommt und wie er wieder geht.

Wie er kommt ... Wie er geht..."

Die Klangschalen sehr zart hintereinander spielen, während Du den Text sprichst. Zwischen jedem Anspiel genug Zeit vergehen lassen, es darf nicht hektisch wirken. Laß jedem Ton seinen Raum, um sich zu entfalten. Rhythmisch und doch fließend.

"...mit jedem Einatmen füllst Du Deine Lungen und so Deinen ganzen Organismus mit neuer Energie auf ...

... mit jedem Ausatmen sinkst Du tiefer und tiefer in die Entspannung ...

Die Klänge tragen Dich. Sie schenken Dir Geborgenheit."

Mit viel Gefühl die Anspielstärke der Klangschalen anheben, so daß sie intensiver schwingen

"Die Klänge laden Dich jetzt ein, ihnen auf eine Reise zu folgen. Sie sind wie ein Teppich. Ein Zauber-Klang-Teppich, der Dich für diese Reise in eine andere Welt tragen möchte.

Stell Dir vor, Du setzt oder legst Dich auf diesen Teppich aus Klängen - Du fühlst Dich sicher und gut aufgehoben auf diesem Teppich. Und als hätte er nur auf Dich gewartet, schwebt er langsam mit Dir in die Luft, dem Himmel entgegen.

Eine leichte Brise weht Dir ins Gesicht, kühlt Deine Stirn.

Du spürst, wie alle noch vorhandenen störenden Gedanken einfach vom Wind fortgetragen werden und wie Du sie ziehen lassen kannst.

Am Himmel begrüßt Dich die Sonne mit ihren warmen, lächelnden Strahlen. Sie berühren Dich, umhüllen Dich mit ihrer wärmenden Kraft.

Dein Zauberklangteppich trägt Dich sicher durch den sonnenwarmen Himmel."

Längeres Spielen der Klangschalen

"Da vernimmst Du ein Rauschen.

Es ist das Rauschen eines Meeres - der Klangteppich hat Dich zum Meer getragen! Du lauscht den Wellen, hörst ihr stetes Kommen und Gehen.

Es wird ruhig in Dir. Der Klang der Wellen hallt in Dir wieder und Du genießt das Kommen und Gehen. Vielleicht kannst Du eine Brise riechen, die sanft vom Meer zu Dir empor weht.

Der Zauberklangteppich schwebt nun fort vom Meer über eine exotisch anmutende Landschaft. Du fliegst über kleine Dörfer, auf deren Straßen

Kinder spielen. Der Klang der Kinderstimmen steigt zu Dir auf.

Je länger Du über das Land fliegst, desto hügeliger wird die Landschaft unter Dir.

Du näherst Dich in sanftem Flug einem hohen Berg. Sein Gipfel ist schneebedeckt. Kleine weiße Wolken umschweben ihn, hüllen ihn ein, als verbürgen sie ein Geheimnis.

Dein Zauberklangteppich steuert genau auf die Bergspitze zu. Die Wolken öffnen sich vor Dir, sie scheinen Dir einen Weg freizumachen. Wie von Zauberhand fliegst Du durch sie hindurch, auf den Gipfel des Berges.

Ein helles Licht empfängt Dich dort. Es ist warm und voller Kraft.

Ganz sanft setzt Dich Dein Teppich an einem schönen Platz ab. Du schaust Dich um. Eine große Ruhe und ein tiefer Frieden umfängt Dich. Mit ruhigen, fast andächtigen Blicken schaust Du Dich um.

Ein Platz auf dem Gipfel scheint Dich magisch anzuziehen.

Du läßt Dich nieder und schließt für einen Moment Deine Augen, genießt die Kraft und den Frieden dieses Ortes."

Längere Klangimprovisation 

Irgendwann ist es an der Zeit, langsam zurückzukehren.

Dein Zauberklangteppich erwartet Dich schon und trägt Dich durch sanfte,

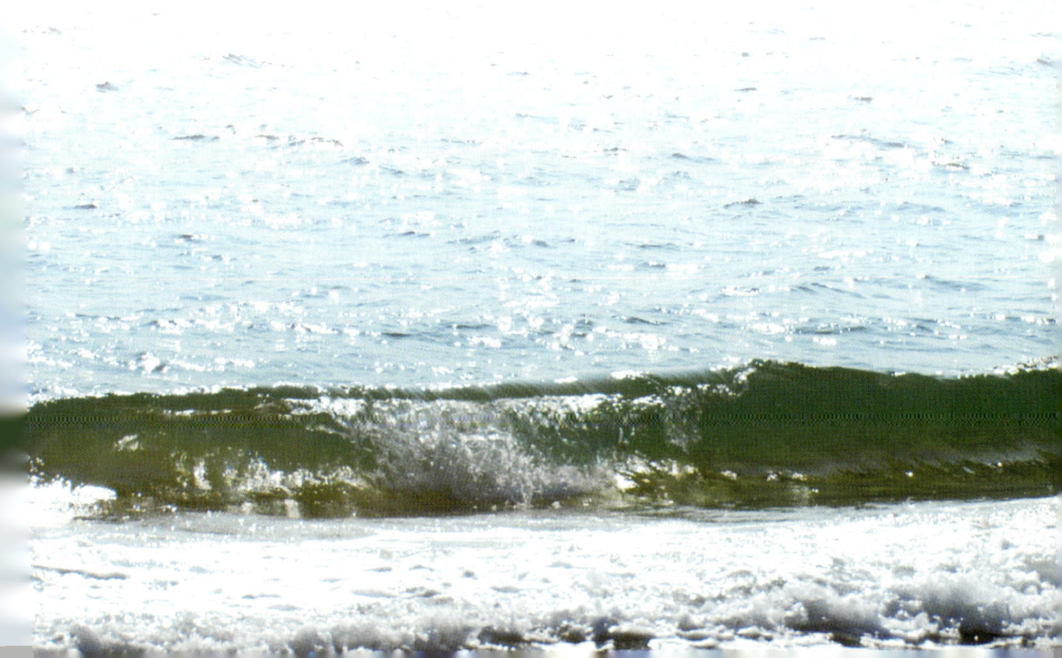

warme Luft zurück über den Strand und über das Land und schließlich heim, in diesen Raum.

Bevor Du die Augen öffnest, erinnere Dich noch einmal an Deine Wahrnehmungen und Gefühle auf dieser Reise."

Klangschalen werden noch ein wenig gespielt. Klingen langsam aus

Schließlich: Stille

"Jetzt kommst Du wieder hier im Raum an. Die Gegenwart erwartet Dich. Nimm Deinen Körper wieder wahr. Atme tief ein und aus. Langsam, in Deinem Tempo, bewege Dich, Deine Hände und Deine Füße. Recke und strecke Dich. Öffne Deine Augen. Wenn Du gelegen hast, richte Dich langsam wieder auf."

Der Grashalm - Eine Sinnesmeditation

Vier Klangschalen

"Stell Dir vor, Du liegst auf einer Wiese im Gras.

Du beobachtest das Gras. Kannst Du Dir vorstellen, selbst für einen Moment so ein kleiner Grashalm zu sein? Im Wind bewegt sich Dein Halm, hin und her, ..."

Eine Klangschale wird ganz sanft gespielt

"... hin und her.

Dann - Windstille."

Die Klangschale verklingt

"Du fühlst Deine kleinen und kräftigen, weit verzweigten Wurzeln in der Erde, spürst all Deine Freunde, die anderen Grashalme, um Dich herum."

Zwei Klangschalen werden im ruhigen Gleichmaß während des Textes gespielt

"Du kleiner Grashalm bist ein Teil einer großen Wiese.

Jetzt weht wieder der Wind in sanften Wogen. Die ganze Wiese bewegt sich im Gleichmaß, hin- her, hin- her. Du hörst wie der Wind flüsternd durch das Gras rauscht.

Du verlierst Dich in diesem Rauschen und genießt es, ein kleiner Teil in einem großen Meer zu sein. Hin - her, hin- her."

Eine dritte Klangschale einbringen

"Da spürst Du wie ein Regentropfen auf Dich fällt. Langsam rinnt er an Dir hinab. Es ist wie ein Streicheln. Du spürst, wie er eine Spur auf Deiner Oberfläche hinterläßt und dann an Deinen Wurzeln in die Erde versickert. Ein weiterer Tropfen folgt. Und es werden immer mehr.

Ein leichter Sommerregen ergießt sich über die Wiese, in der Du Grashalm bist. Kannst Du den Regen riechen?

Du hörst das Rauschen des Regens und fühlst das frische Naß. Die Erde trinkt die kostbaren Tropfen und Deine Wurzeln nehmen sie mit Freude entgegen.

Du spürst die Kraft des Wassers in Dir und beginnst ganz langsam zu wachsen. Fast unmerklich wirst Du größer.

Dein Halm wird schon ein wenig schwer vom vielen Regen, da öffnet sich der graue Himmel und ein Sonnenstrahl findet seinen Weg. Golden und warm berührt er Dich.

Die letzten Tropfen rinnen in die Erde. Die Feuchtigkeit auf Dir verdunstet in der Wärme der Sonne."

Eine vierte hell klingende Klangschale hinzufügen

"Die Erde beginnt zu duften und Du nimmst den erdigen Geruch ganz intensiv wahr.

Du richtest Dich auf, streckst Dich nun der Sonne entgegen.

Du fühlst Dich ganz lebendig und voller Kraft.

Lebensfreude durchströmt Dich und Du genießt das Sonnenbad unter Deinesgleichen. Alles um Dich herum richtet sich auf, der Sonne entgegen. Eine große Kraft, die das ganze Geheimnis der Schöpfung in ihren Zellen trägt, breitet sich wie ein unsichtbares Feld über der ganzen Wiese aus."

Die Klangschalen werden noch ein wenig gespielt und klingen dann langsam aus.

"So stark und kraftvoll, so lebendig und voller Freude kommst Du nun zurück an den Ort, von wo aus Du diese Reise gestartet hast."

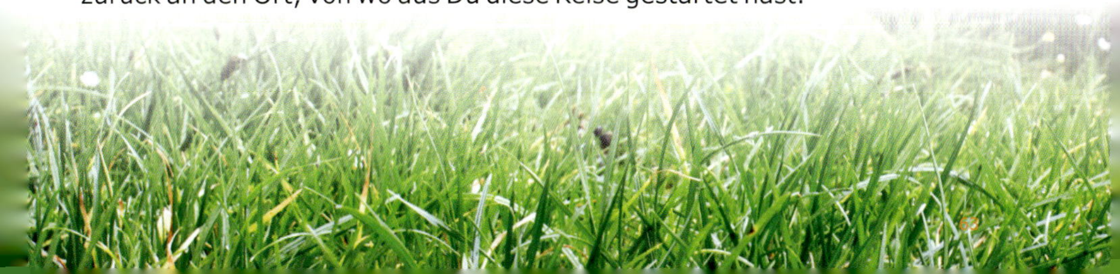

Der Rosengarten

Drei Klangschalen

"Stell Dir einmal vor, Du befindest Dich vor einem großen Tor. Es ist schon alt und ein wenig verwittert. Beim genauen Betrachten entdeckst Du Gravuren in ihm. Wunderschöne Rosen sind darin abgebildet, verzieren es.

Da spürst Du einen Windhauch, und wie von Zauberhand öffnet sich das Tor. Lädt Dich ein, es zu durchschreiten und eine andere Welt zu betreten."

Zwei Klangschalen werden abwechselnd in ruhigem Gleichmaß gespielt

"Ein helles Licht empfängt Dich. Mit ihm ein Duft. Ein Duft von Rosen. Sanft und voller Zärtlichkeit.

Als sich Deine Augen an das Licht gewöhnt haben, erkennst du es: ein Rosengarten mit einem Meer aus Farben erstreckt sich vor Dir.

Langsam gehst Du durch die prachtvollen Beete. Immer neue Farben begrüßen Dich, laden Dich ein, bei ihnen zu verweilen.

Eine Rose ist besonders schön. Du nimmst sie in Deine Hände.

Du betrachtest die Rose. Ist sie geöffnet? Kannst Du ihren Duft wahrnehmen?

Sie möchte Dich berühren. Schließe einmal für einen Moment Deine Augen. Die Rose hältst Du dabei in Deinen Händen.

Mit ruhigen, tiefen Atemzügen atmest Du den Duft Deiner Rose ein."

Dritte Klangschale fügt sich ein. Die Klangschalen werden ruhig und gleichmäßig in einem Dreiertakt von tief nach hoch fortwährend gespielt

"Stelle Dir nun einmal vor, in Deinem Herzen sei auch eine solche Rose. Eine Rose voller Zärtlichkeit und Sanftheit mit einem betörenden Duft. Die goldenen Strahlen der Sonne lassen Deine Rose sich vollkommen entfalten. Und ihr Duft verströmt in die Welt hinein. Hüllt Dich und Deine Freunde ein. Schenkt auch ihnen ein zärtliches Gefühl."

Klangschalen werden noch weiter gespielt

"Dann erinnerst Du Dich an die Rose in Deinen Händen. Mit einem Lächeln gehst Du weiter durch den Garten. Dankbar für das Geschenk, welches Du von der Rose erhalten hast.

Da gelangst Du wieder an das große Tor. Hier spürst Du auch erneut den

Windhauch und schon befindest Du Dich wieder auf der anderen Seite des Tores. Für einen Moment spürst Du noch einmal nach über das, was du eben erlebt hast."

Klangschalen klingen langsam aus

Stille

"Dann ist es an der Zeit ganz ins Hier und Jetzt zurückzukehren.

Ganz langsam wirst Du Dir Deines Körpers im Hier und Jetzt bewußt. Du atmest noch einmal tief ein und aus.

Dann bewege Deine Hände, Deine Füße. Öffne Deine Augen und recke und strecke Dich. Du bist jetzt wieder ganz in der Gegenwart angekommen."

Das große Schiff

Vier Klangschalen

Zwei Klangschalen werden im steten Gleichmaß gespielt

"Die Klänge laden Dich nun ein, mit ihnen auf eine Reise zu gehen. Es ist eine Reise in Deine eigene Traumwelt. Wenn Du magst, stelle Dir eine Tür vor, die sich vor Deinem geistigen Auge öffnet."

Eine weitere Klangschale kommt hinzu

"Du gelangst nun in eine weite, helle und lichtdurchflutete Ebene am Rande eines großen Meeres. Alles ist weit und klar.

Wie aus dem Nichts erscheint in der Ferne ein großes Schiff. Es steuert auf Dich zu.

Schließlich legt es an einem kleinen Pier direkt vor Dir an.

Das Schiff läßt eine Gangway zu Dir herab. Es lädt Dich ein, mit ihm auf eine Reise zu gehen.

Über die lange Gangway gelangst Du an Bord. Du schaust Dich um, wo Du Dich gerne aufhalten möchtest.

An diesem Ort machst Du es Dir bequem und schon legt das Schiff ab.

Das Schiff wiegt sich ganz sanft hin und her. ---- Hin und her. Du fühlst Dich getragen und geborgen.

Jetzt nimmst Du auch ein Rauschen wahr. Das Meer öffnet sich mit seiner unendlichen Weite.

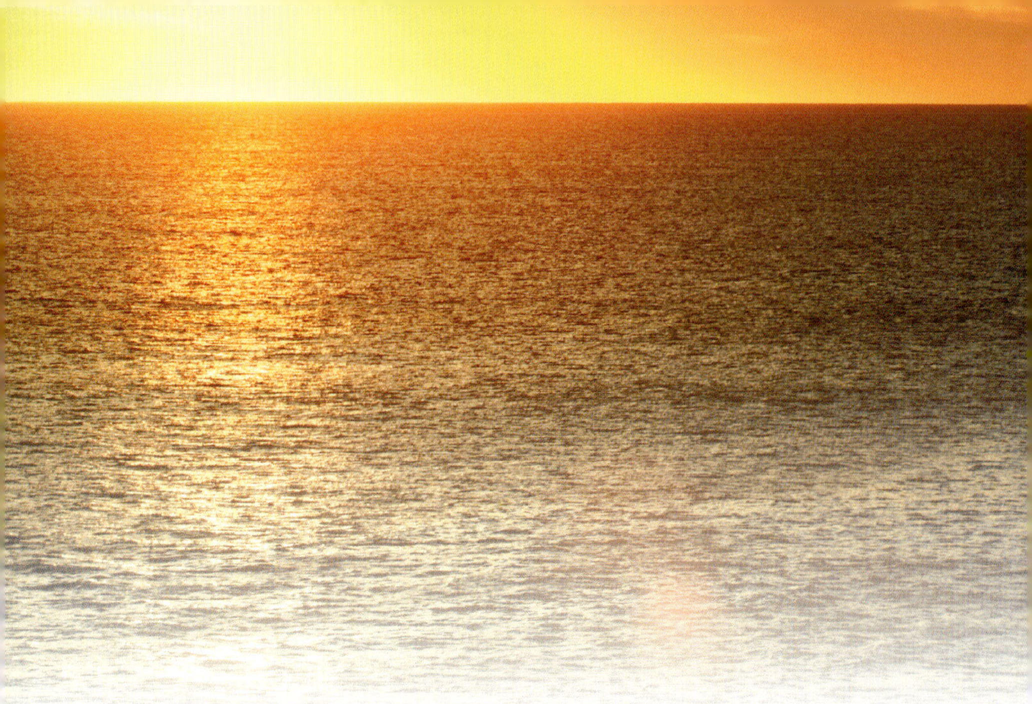

Am Horizont siehst Du die Sonne, welche Dich mit ihren goldenen Strahlen begrüßt. Du spürst sie auf Deiner Haut, während eine sanfte Brise Dein Gesicht streichelt.

Und das Schiff fährt mit Dir in die ferne Weite hinein, dem Horizont entgegen.

Und es schaukelt sanft in den Wogen des Meeres, während der Tag beginnt, sich zu neigen. Entspannt fährst Du auf Deinem Schiff in die Abendsonne hinein.

Das Wasser beginnt die Farben der untergehenden Sonne zu spiegeln, während der Himmel in ein Flammenmeer getaucht wird.

Und Du schaust zu, tauchst selbst in diese Farbenpracht ein. Alles scheint von ihr durchdrungen zu sein."

Eine vierte Klangschale kommt hinzu

"Ein kleiner Moment der Unendlichkeit. Ein kleiner Moment, in dem sich Raum und Zeit aufheben."

Klangschalen werden gleichmäßig gespielt

"Dann ist es an der Zeit, sich auf die Rückreise zu machen. Begleitet von der hereinbrechenden Dunkelheit bringt Dich das Schiff zurück.

Für einen Moment läßt Du das Erlebte noch in Dir nachschwingen."

Klangschalen klingen langsam aus und verklingen

"Nun ist es an der Zeit, vollkommen ins Hier und Jetzt zurückzukehren. Du kommst wieder hier im Raum an. Bewegst Deine Hände und Füße. Nimmst einen tiefen Atemzug. Reckst Dich, streckst Dich, öffnest Deine Augen und bist wieder voller Kraft zurück gekommen in die Gegenwart."

Der Baum

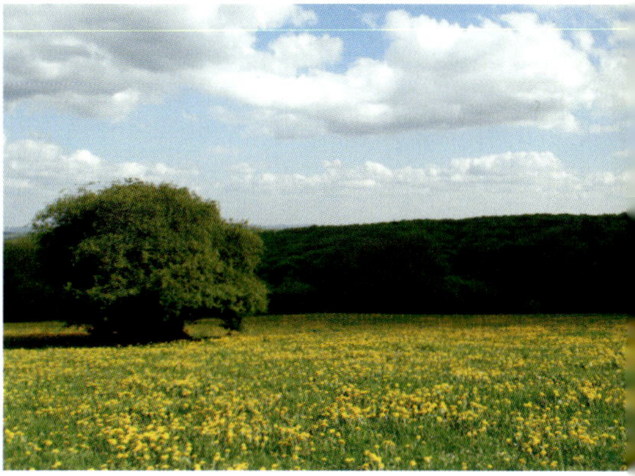

Fünf Klangschalen von tief nach hoch sortiert

"Setze oder lege Dich ganz bequem hin, so wie es Dir am angenehmsten ist.

Richte nun die Aufmerksamkeit auf Deinen Atem.

Und so atme einmal tief ein und langsam wieder aus.

Tief ein und langsam wieder aus.

Atem ist Lebensenergie. Mit jedem Atemzug nimmst Du neuen Sauerstoff, neue Energie auf. Mit jedem Ausatmen gibst Du verbrauchte Energie ab.

Alles um Dich herum geschieht in diesem Rhythmus des Aufnehmens und Abgebens.

Erlaube Deinem Körper, daß er mit jedem Ausatmen mehr und mehr losläßt. Mit jedem Ausatmen sinkst Du ein Stückchen tiefer. ---- Die Erde mit ihrer großen Güte fängt Dich auf. Hält Dich. Die Klänge der Klangschalen legen sich dabei wie eine schützende Decke über Dich."

Zwei mittleren Klangschalen werden leise gespielt

"Bleibe mit der Aufmerksamkeit bei Deinem Atem.

Stelle Dir vor, Du liegst auf einer großen Wiese."

Dritte höhere Klangschale kommt hinzu

"Über Dir siehst Du den blauen Himmel. Ein leichter Windhauch bläst Dir ins Gesicht. Dein Atem vereint sich mit dem Wind.

Alle Gedanken, die Dich belasten, gibst Du dem Wind mit auf die Reise. Du atmest sie einfach aus. Zusammen mit den Klängen trägt er sie weit fort. Zerstreut sie in alle Himmelsrichtungen.

Deine Stirn entspannt sich, Dein Gesicht wird ganz weich.

Du fühlst die angenehmen Strahlen der Sonne auf Deiner Haut.

Du spürst wieder die Erde unter Dir.

Nimmst ihren Duft wahr. Ihr erdiger Geruch umfängt Dich. Die Blumen und Pflanzen auf Deiner Wiese begrüßen Dich in ihrer Welt. Sie wollen Dir etwas davon zeigen und laden Dich auf eine Reise ein."

Die beiden hohen Klangschalen klingen aus, zwei tiefe Klangschalen setzen ein, werden im ruhigen Gleichmaß gespielt

"Stelle Dir nun einmal vor, Du bist ein Samenkorn, welches tief in der Erde steckt.

Es ist, als würde etwas Neues beginnen, nun, nachdem Du alles Alte losgelassen hast.

Um Dich herum ist es angenehm Dunkel. In Dir ist ein warmes Gefühl.

Die Erde mit ihren tiefen, sanften Klängen hüllt Dich schützend ein. Du fühlst Dich sicher und geborgen, so wie ein Kind im Bauch der Mutter.

Da vernimmst Du von weit her ein Prasseln. Es ist Regen, der die Erde tränkt.

Das Wasser sickert langsam zu Dir.

Um Dich herum wird die Erde feucht. Verströmt ihren Geruch.

Da hört es auch schon auf zu regnen.

Nun wird es langsam warm.

Die Sonne ist es, die ihre warmen Strahlen zur Erde schickt und sie wärmt.

Das gefällt Dir.

Spürst Du, daß Du lebendig bist?"

Ein weiterer höherer Ton kommt dazu

"Jetzt wirst Du doch vollends neugierig und beginnst Dich zu strecken. Zu gerne möchtest Du sehen, was es auf der Erde zu entdecken gibt.

Da beginnst Du zu wachsen. Der Klänge begleiten Dich. Du wirst nun immer größer."

Ein weiterer höherer Ton kommt dazu 

"Da, das Licht. Es ist hell und warm. Es begrüßt Dich.

Du wächst weiter.

Du siehst Dir selbst zu, wie Du ein wunderschöner Baum wirst.

Je mehr Du wächst, desto tiefer reichen Deine Wurzeln in die Erde.

Und dann stehst Du da. Groß und kraftvoll.

Du spürst die Sonne auf Deinen Blättern.

Das Wasser und die Erde und die Luft und die Sonne geben Dir Nahrung. Und Deine Wurzeln reichen tief. Deine Kraft ist so stark, daß nicht einmal ein Sturm Dir etwas anhaben kann."

Die fünfte Schale kommt dazu 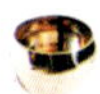

Die Schalen werden in einer Klangwelle (siehe Seite 27) gespielt

"Du fühlst in Dir eine Kraft, von der Du allmählich verstehst, daß sie unendlich und grenzenlos ist. Daß es diese Kraft ist, aus der das Leben entsteht. Diese Kraft kann man nicht in Worten beschreiben. Sie ist einfach da, und man kann sie nur spüren."

Die Schalen werden gespielt und klingen dann aus 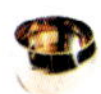

"Irgendwann läßt Du alles los. Du bleibst einfach stehen. Da ist sie, diese große Kraft, die Dich umgibt und Dich durchdringt.

Du bist diese Kraft. Sie ist ein Teil von Dir, so wie Du ein Teil von ihr bist.

Es ist die Kraft, die Dir die Beharrlichkeit und Stabilität gibt, die Du für Deine Aufgaben brauchst.

Nun ist es aber an der Zeit, zurückzukommen. Du bedankst Dich bei der Erde und dem Regen und der Sonne für das Geschenk, das sie Dir gegeben haben und kehrst zurück in diesen Raum, von wo aus Du zu dieser Reise gestartet bist.

Bewege Dich, atme tief ein und sei wieder ganz im Hier und Jetzt."

Der Erdenklang

Fünf Klangschalen von tief nach hoch sortiert

"Setz oder lege Dich an einen ruhigen Platz, so wie Du Dich am wohlsten fühlst.

Dann nimm einen tiefen Atemzug und mit dem Ausatmen lasse einfach los. Das Klangspiel der Klangschalen wird Dir dabei helfen."

Die drei mittleren Klangschalen werden leise und gleichmäßig gespielt.

"Mit jedem Ausatmen entspannst Du Dich nun mehr und mehr.

Du kannst Dir vorstellen, dass die Klänge alle störenden Gedanken einfach forttragen.

Nimm nun Deinen Atem wahr. Beobachte einfach, wie es Dich atmet.

So wird es allmählich ruhig in Dir.

Mit jedem Einatmen verstärkst sich nun die Ruhe in Dir."

Die Schalen werden noch ein wenig gespielt und klingen dann aus

"Stelle Dir nun einmal vor, Du befindest Dich auf einer schönen Wiese."

Die drei hohen Schalen setzen leise ein und werden fortlaufend sanft gespielt

"In der Mitte befindet sich ein wunderschöner, alter, starker Baum.

Die Sonne scheint, und er lädt Dich ein, zu ihm zu kommen, Dich an seinen starken Stamm zu lehnen und Dich auszuruhen.

Du findest einen Platz unter seinem schützenden Geäst und spürst die Kraft, die er in sich trägt.

Es ist, als würde diese Kraft nun auch beginnen, durch Dich zu fließen. Sie fließt in Deinem Rücken die Wirbelsäule entlang.

Genieße dieses Gefühl, diese Kraft ist ein Geschenk des Baumes."

Die Klangschalen werden leiser gespielt

"Dieses Geschenk ist die Liebe der Schöpferkraft, die durch die Natur zum Ausdruck kommt. Die Kraft, die die Erde für jeden Menschen und jedes Lebewesen bereit hält.

Und so wie auch die Klänge voller Schwingungen sind, so schwingt auch die Kraft der Erde."

Die zweittiefste Klangschale wird dazu gespielt, und die höchste klingt aus

"Es ist ein Gruß und einer Einladung der Erde, Dich mit ihr zu verbinden.

Sie lädt Dich ein, in ihr Herzzentrum, welches sich im Mittelpunkt der Erde befindet. Und so kannst Du nun über die Wurzeln des Baumes ins Erdinnere zum Herzzentrum der Erde reisen.

So gelangst Du immer tiefer und tiefer. Kannst Du es schon fühlen, das Licht im Herzen der Erde? Es erwartet Dich bereits. Es ist voller Wärme.

Nun bist Du dort angekommen."

Die tiefste Klangschale kommt hinzu und die vier Klangschalen werden im steten Gleichmaß gespielt

"Nun spüre einmal die Fülle und die Geborgenheit, die die Erde Dir schenken möchte."

Schalen werden länger und gleichmäßig gespielt

"Dann ist es an der Zeit, die Rückreise anzutreten".

Schalen werden leiser, die tiefste klingt aus und wird durch die höchste Schale ersetzt

"All das, was die Erde Dir nun geschenkt hat, das bist auch Du. Denn Du selbst bist ein Teil der Erde. Du hast Dir diesen Körper erwählt, um auf der Erde leben zu können.

Auf dem Rückweg nimmst Du nun all die Nährstoffe auf, die die Erde in sich trägt und die Dir dienen, gestärkt und kraftvoll Deinen Weg auf der Erde zu gehen.

"Auf der Wiese angekommen, wirst Du von dem alten Baum erwartet."

Die zweittiefste Schale klingt aus und die drei hohen Schalen werden bis zum Schluß gespielt

"Er scheint Dich anzulächeln und zu fragen „Verstehst Du nun, warum ich so gern auf der Erde bin? Die Kraft der Erde ist über meine Wurzeln ständig mit mir verbunden und im Laufe der Zeit habe ich sie in meinen Herzen tief verankert." Dann schaut ihr gemeinsam in den Himmel und seht den Wolken nach, wie sie sanft und leicht vorüberziehen."

Sanftes Spielen der hohen Schalen, die dann ausklingen

"Langsam ist es an der Zeit, zurückzukehren ins Hier und Jetzt. An den

Platz, von wo aus Du zu dieser Reise gestartet bist.

Und wenn Du wieder da bist, dann bewege Dich und öffne die Augen."

Der Klang in mir

Eine Klangmeditation mit einer Klangschale

"Nimm einen tiefen Atemzug.

Mit dem Ausatmen lasse einfach los.

Beobachte Deinen Atem und spüre, wie sich mit jedem Atemzug die Spannungen in Deinem Körper mehr und mehr lösen.

Während Du weiteratmest, ertönt aus der Ferne ein Klang."

Klangschale leise anspielen

"Der Klang kommt nun näher."

Etwas lauter spielen und dann gleichmäßig zum Text weiterspielen

"Es ist der Klang einer Klangschale.

Der Klang schwebt nun durch den Raum und verbindet sich mit Deinem Atem.

Stelle Dir nun vor, wie der schwebende Klang Deine ganzen Spannungen forträgt."

Klangschale wird mehrmals gespielt und verklingt dann

"So wie der Klang entschwebt, so lösen sich allmählich die Spannungen in Dir auf."

Stille

"Da ertönt der Klang von neuem."

Klangschale wird wieder leise eingespielt und wird allmählich lauter und dann fortwährend zum Text gespielt

"Der Raum füllt sich mit dem Licht des Klanges.

Verbinde nun das Einatmen mit dem Klang. Stell Dir vor, wie Du mit jedem Einatmen Deinen Körper mit dem Klang anfüllst.

Spüre nach, wo er zuerst hin möchte.

Diesen Ort in Deinem Körper füllst Du über Deinen Atem mit dem Klang.

Klang

Dann wandere mit Deinem Atem weiter durch Deinen Körper. Vielleicht kannst Du wahrnehmen, wie mit Deinem Atem Klangwellen durch Deinen Körper strömen.

Wo auch immer der Klang in Dir hinfließt, schenkt er Dir die Kraft seiner feinen Schwingungen.

Nach und nach füllt sich Dein ganzer Körper mit dem Klang.

Allmählich wirst Du eins mit ihm.

Spüre nun, wie es sich anfühlt, wenn Du innerlich sagst: *Ich bin Klang."*

Die Klangschale wird noch einige Male gespielt und verklingt

Stille

Dann allmählich ist es Zeit, zurückzukommen ins Hier und Jetzt.

Und wenn Du wieder da bist, bewege Dich und öffne Deine Augen.

Edelsteinmeditation mit einem Bergkristall

Du benötigst fünf Klangschalen und pro Teilnehmer einen kleinen Bergkristall

Einleitung: "Lege den Kristall auf Dein Herzzentrum und entspanne Dich.

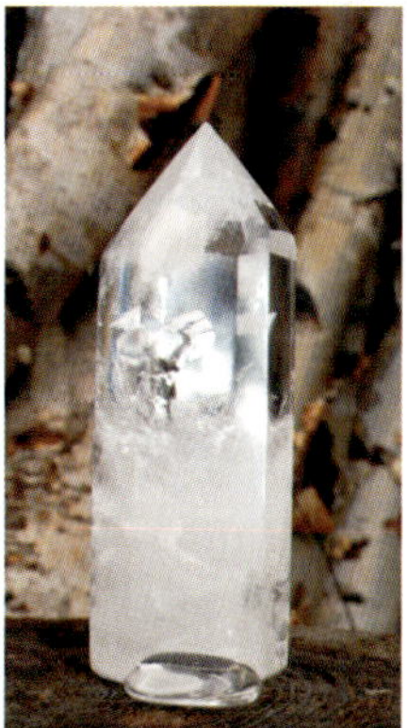

Atme tief ein und wieder aus."

Klang mit der mittleren Klangschale

"Tief ein- und wieder aus ."

Klang

"Mit jedem Atemzug wird es ruhiger und ruhiger in Dir."

Klang

"Der Kristall hilft Dir, die Ruhe in Dir zu verstärken."

Klang

Ein Klangfeld mit den helleren Tönen spielen, während die mittlere Klangschale verklingt. Das Klangfeld wird nun fortlaufend sanft gespielt

"Wie durch einen geheimnisvollen Zauber gelangst Du jetzt in eine andere Welt. Sie ist lichtdurchflutet. Du scheinst selbst ganz leicht zu sein und in sie hineinzuschweben.

Du gelangst in eine Eislandschaft. Spitze Kristallberge gruppieren sich um Dich herum zu einem faszinierenden Bild. Ein helles gleißendes Licht umgibt sie. Langsam, nachdem sich Deine Augen an das Licht gewöhnt haben, schwebst Du darauf zu. Und so gelangst Du zu einem riesigen Bergkristall. Auch er ist eingehüllt in das gleißende Licht. Fast geblendet von seiner Kraft schwebst Du auf ihn zu.

Jetzt bist Du bei ihm angekommen."

Mittlere Klangschale fügt sich wieder ein

"Der Bergkristall lädt Dich ein, ihn zu besuchen.

Wie von Zauberhand öffnet sich eine Tür. Lädt Dich ein, einzutreten.

Du schreitest in eine lichtdurchflutete Halle.

Die Wände reflektieren die Lichtstrahlen und Regenbogenfarben tanzen durch den großen Raum.

Fasziniert schaust Du zu."

Kleine Klangimprovisation

Klänge werden leiser gespielt und verklingen

"In der Mitte der Höhle entdeckst Du ein Symbol, ein Bild oder ein Zeichen."

Tiefer Klang

"Schau es Dir an, es ist für Dich, und es steht stellvertretend für Deine Liebe in Dir. Hier ist der Platz, an dem Du Dich niederlassen kannst."

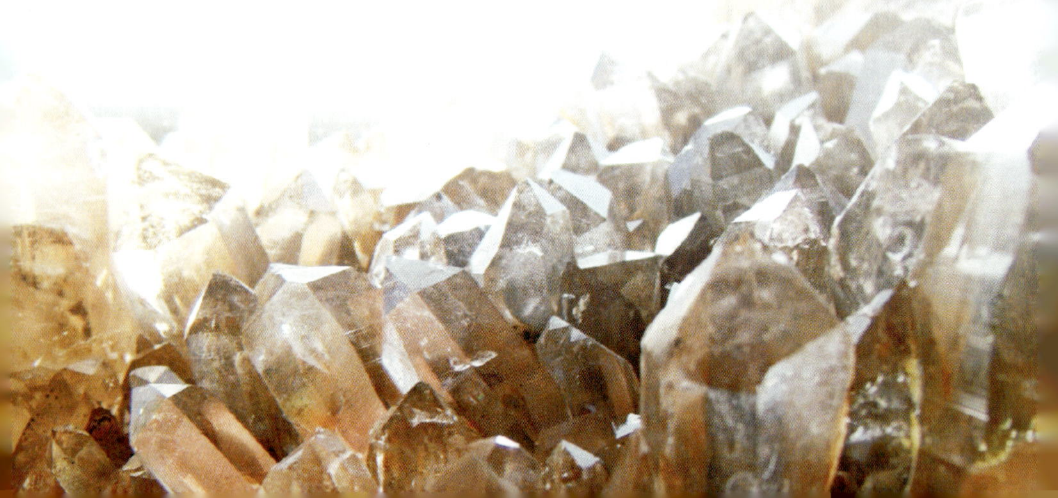

Der tiefe Klang vermischt sich mit einem neu entstehenden Klangfeld

"Richte Deine Aufmerksamkeit jetzt auf Dein Herz. Nimm es einfach wahr und atme das Licht des Kristalls in Dein Herz hinein. Erlaube, daß das Licht sich mit jedem Atemzug weiter ausdehnt, so weit, wie es sich für Dich angenehm anfühlt.

Genieße es, Deine Liebe zu fühlen.

Gibt es auch in Deinem Leben Menschen, denen Du helfen möchtest und denen Du Deine Liebe schenken magst?

Du kannst sie nun in die Höhle bitten.

Lasse nun Bilder entstehen, wie Du selbst den Menschen am besten helfen und sie unterstützen kannst.

Dann verabschiede Dich wieder von ihnen und überlaß es nun auch ihnen, ob sie Dein Geschenk annehmen möchten.

Habe keine Erwartungen.

Kehre schließlich zurück in Deine Höhlenmitte und genieße es, dort noch für einen Moment zu verweilen."

Schalen klingen langsam aus

"Dann ist es an der Zeit, von der Reise zurückzukehren.

Du kommst wieder zurück ins Hier und Jetzt. Räkelst Dich und öffnest Deine Augen.

Dann nimmst Du Deinen Kristall in die Hände. Kannst Du die Verbundenheit mit ihm fühlen?

Schenke ihm einen schönen Platz, bis Du das nächste Mal mit ihm Kontakt aufnehmen möchtest."

Leichtigkeit

Drei heller klingende Klangschalen

"Atme tief ein und wieder aus.

Tief ein ... und wieder aus.

Mit jedem Ausatmen entspannst Du Dich nun mehr und mehr.

Ganz ruhig und entspannt sitzt oder liegst Du auf Deiner Unterlage.

Aus der Ferne kommt nun ein Klang zu Dir."

Tiefste Schale wird gespielt

"Er kommt schwebend, wie auf einer Wolke.

Vor Deinem geistigen Auge nimmst Du diese Wolke wahr.

Sie ist leicht und weiß, wie ein großer Wattebausch.

Langsam zieht sie vorüber, so wie auch Deine Gedanken an Dir vorüber ziehen.

Du schaust einfach zu, wie Wolken kommen und gehen; wie Deine Gedanken kommen und gehen."

Schale Eins wird leiser, leise kommen weitere Schalen dazu - ein Klangteppich entsteht

"Jetzt entschließt Du Dich, selbst auf die Reise zu gehen. Mit der nächsten Wolke schwebst Du nun davon.

Du fühlst Dich wohlig und leicht. Du schwebst durch den blauen Himmel, leicht, frei und losgelöst.

Da gelangst Du zu einer Wiese. Ihr helles grünes Gras leuchtet Dir in angenehm warmen Licht der Sonne entgegen.

Sanft landest Du und berührst mit Deinen Füssen den Boden. Spürst Du die Erde unter Deinen Füßen? Kannst Du sie riechen?

Du atmest ihren Duft tief ein und mit ihm strömt die Kraft der Erde in Dich hinein. Ein Lächeln breitet sich in Dir aus.

Es ist doch schön, die Erde zu fühlen und zu riechen.

Auf der Wiese steht ein alter Baum. Du suchst Dir ein schattiges Plätzchen und genießt das kleine Lächeln in Dir.

Da hörst Du ein Lachen. Ein Kind läuft auf die Wiese. Es dreht sich und lacht dabei in die Sonne. Es genügt sich selbst. Es breitet die kleinen Arme weit aus und scheint die ganze Herrlichkeit der Natur umarmen zu wollen.

In seiner kindlichen Freude beugt es sich nun zu einem Blümchen. Es pflückt das Blümchen und riecht daran. Es macht ihm großen Spaß. Es läuft umher und sammelt einen kleinen Strauß, welchen es in seiner kleinen Hand festhält.

Du schaust einfach zu."

Längeres Spielen der Schalen

"Dann ein Ruf - die Mutter ruft das Kind zu sich. Lachend und voller Freude über seinen kleinen Strauß hüpft es zur Mutter und zeigt ihr den bunten Schatz in seiner Hand. Die Mutter lacht - sie winkt Dir zu und dann verlassen sie lachend die Wiese.

Du bist wieder für Dich alleine. In Deinem Herzen lacht noch das Kind, es hat Dir ein kleines Stück seiner Lebendigkeit geschenkt. Und Du fühlst in Dir Dein inneres Lächeln."

Längeres Spielen der Schalen

"Dann ist es an der Zeit, zurückzukehren. Mit der nächsten Wolke schwebst Du wieder heim an den Ort, von wo aus Du zu Deiner Reise gestartet bist. Das Lächeln begleitet Dich und Du fühlst Dich kraftvoll und lebendig.

Schalen klingen aus

Wieder bei Dir angekommen, reckst Du Dich und streckst Dich. Du spürst Deinen Körper und bist wieder ganz wach."

Loslassen - Das Lagerfeuer

Vier Klangschalen

"Stelle Dir vor, Du befindest Dich in einer wunderschönen Landschaft: Es ist Nacht und ein sternenklarer Himmel leuchtet über Dir.

Inmitten der goldenen Sterne steht ein voller silberner Mond, der sein geheimnisvolles Licht zu Dir auf die Erde schickt.

Lausche einmal, mit seinem Licht kommt auch ein Klang zu Dir. Ganz sanft schwebt er zu Dir und hüllt Dich ein."

Helle Klangschale wird gespielt

"Du spazierst durch Deine Landschaft, während das Licht des Mondes Deinen Weg erhellt.

Feine Klänge begleiten Dich dabei."

Zweite etwas tiefere Klangschale kommt hinzu

"Es ist eine laue Sommernacht. Ein Schal um Deine Schultern wärmt Dich. Du atmest die vom Tage noch warme Luft ein.

Da entdeckst Du in der Ferne ein Flackern.

Ein Licht bewegt sich und Rauch zieht im silbernen Licht des Mondes in den Himmel.

Ein Lagerfeuer lädt Dich ein, bei ihm zu verweilen."

Dritte tiefere Klangschale kommt hinzu

"Je näher Du kommst, desto deutlicher hörst Du das Knistern und Prasseln des Feuers.

Da entdeckst Du einen guten Freund oder eine Freundin. Er oder sie erwartet Dich schon.

Du setzt Dich dazu und gemeinsam schaut ihr in die rotgelben Flammen.

Du spürst die Wärme des Feuers in Deinem Gesicht und freust Dich, daß Du noch jemanden bei Dir hast.

Schweigend sitzt ihr nun dort, während der volle Mond über Euch wacht."

Vierte tiefe Klangschale kommt dazu, die beiden hohen klingen aus

"Vielleicht magst Du dem Feuer etwas geben. Es lädt Dich ein, seine Kraft zu nutzen und Altes, was Du nicht mehr gebrauchen kannst, zu verbrennen. Mit Deinem Atem kannst Du ihm dies übergeben. Lasse einfach los, was Dir nicht mehr dienlich ist. Die Klänge tragen es zusammen mit dem Feuer davon. Das Alte löst sich auf und zieht wie der Rauch ins Universum hinauf.

Immer wenn Du etwas losläßt, kann etwas Neues zu Dir kommen.

Mit jedem Atemzug läßt Du los."

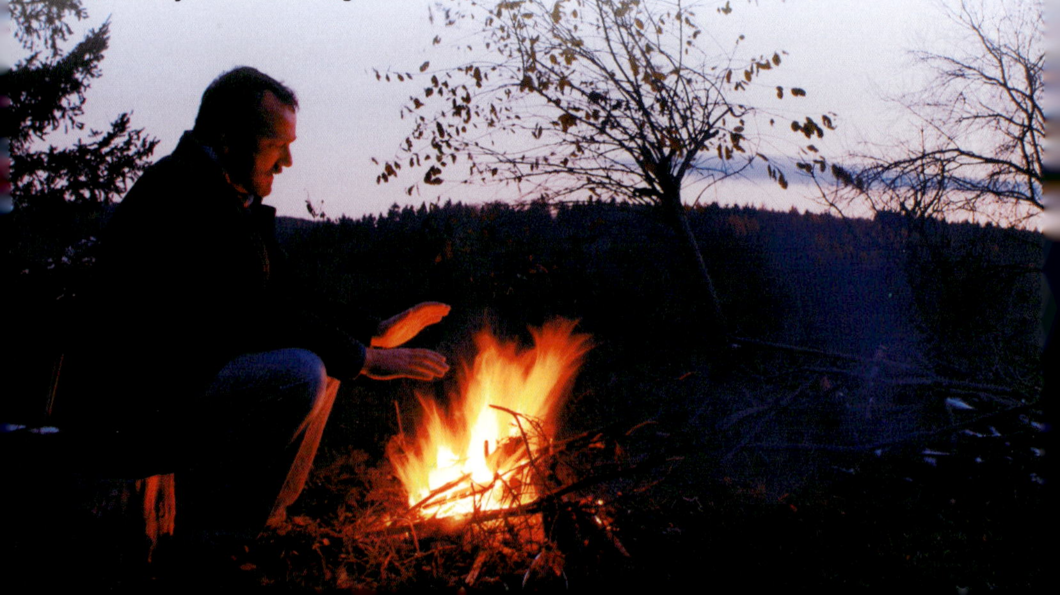

Die beiden tiefen Klangschalen werden im Wechsel gespielt

"Der Mond stärkt Dich mit seinem erhabenen Licht und schenkt Dir zusammen mit den Klängen die Kraft, Neues in Dein Leben zu lassen.

Dritte Klangschale kommt erneut hinzu

Mit jedem Atemzug nimmst Du nun diese Kraft auf.

Du spürst Deine Kraft in Dir und genießt es, groß und kraftvoll zu sein.

Dein Blick schweift in den Sternenhimmel und Du weißt, daß Neues zu Dir kommen kann."

Vierte hohe Klangschale kommt hinzu

Die Klangschalen werden noch eine Weile gespielt und werden dann immer leiser

"Allmählich nimmst Du auch wieder Deinen Freund wahr.

Dankbar schaust Du ihn an.

Freust Dich, daß es ihn gibt."

Die Klangschalen klingen aus

"Schließlich ist es an der Zeit: Nimm Abschied von Deinem Freund."

Stille

"Und so kehre zurück ins Hier und Jetzt. Du gelangst wieder in den Raum, von wo aus Du Deine Reise gestartet hast. Atme tief ein und bewege Dich.

Vielleicht nimmst Du bei nächster Gelegenheit einmal Deinen Mut zusammen und sagst Deinem Freund oder Deiner Freundin, wie froh Du bist, daß es ihn oder sie gibt!"

Freiheit - Von der Quelle bis zum Meer

Vier Klangschalen

"Stelle Dir vor, Du befindest Dich in einem alten Wald. Tannen mit ihrem immerwährenden Grün säumen den Pfad. Zwischen ihnen läßt die Sonne ihre goldenen Strahlen tanzen und malt Dir kleine Lichtflecken auf den Weg.

Du lauschst in den Wald hinein.

Da vernimmst Du ein Glucksen.

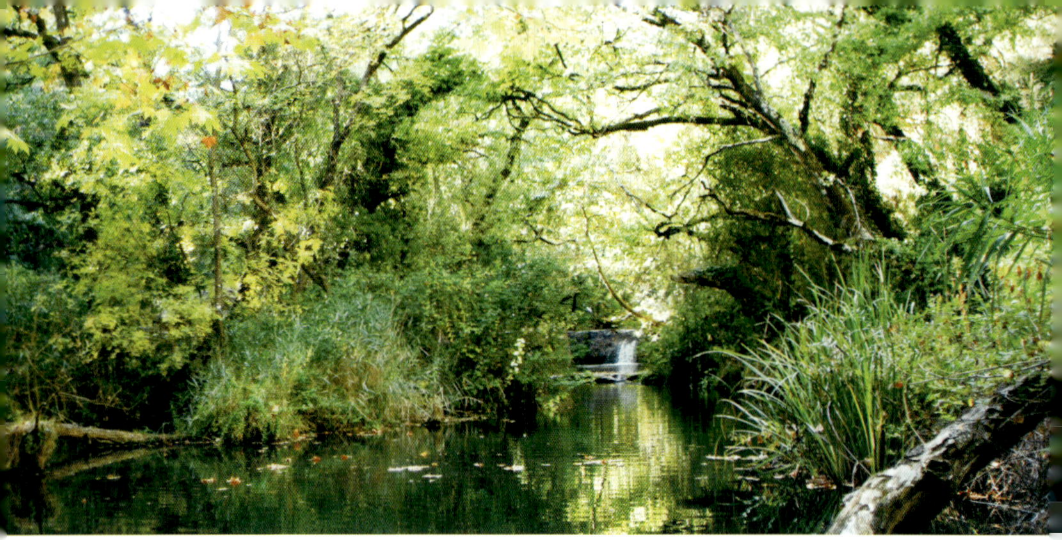

Dein Weg führt Dich um eine Biegung und ein großer Felsen zeigt sich Dir in seiner ganzen Erhabenheit.

Da entdeckst Du eine kleine Quelle. Fröhlich entspringt sie dem Felsen und bahnt sich munter plätschernd ihren Weg über die Erde.

Du hältst ein und trinkst von der Quelle. Ihr Wasser schmeckt herrlich erfrischend.

Auch Deine Arme und Dein Gesicht tauchst Du in das kühle Naß.

Du spürst seine Frische auf Deiner Haut.

Neben dem Felsen hat der Wald Dir ein schönes Moosplätzchen eingerichtet. Es lädt Dich ein, dort zu verweilen.

Die Sonne trocknet Dein Gesicht und wärmt Dich.

Du schließt Deine Augen, lauschst der Quelle und fühlst Dich sehr wohl.

Und es scheint, als würde dem Felsen nicht nur die Quelle entspringen. Wie von weit her gelangen feine, leise Klänge an Dein Ohr."

Hohe Klangschale erklingt, wird leise gespielt

"Sie schweben über das klare Quellwasser hinweg und laden Dich ein, eine Reise zu machen.

Zusammen mit den Klängen beginnst Du im Geiste über dem Wasser zu schweben."

Zweite etwas tiefere Klangschale kommt hinzu

"Die Klänge tragen Dich, hüllen Dich ein. Sie schenken Dir Geborgenheit.

Unter Dir der feine Bachlauf, der sich zwischen den Bäumen entlang schlängelt. Jetzt geht es hinaus auf die Wiesen. Das Murmeln des Bächleins begleitet Dich.

Du beobachtest ein kleines Blatt, das auf dem Wasser treibt.

Zusammen mit den Klängen läßt Du Dich selbst immer weiter treiben.

Allmählich wird der kleine Bach immer breiter.

Er vereinigst sich mit den Bächen anderer Quellen und wächst so zu einem Fluß heran."

Dritte Klangschale kommt hinzu 

"Das sanfte Fließen ist ein stete Bewegung geworden, die ein Ziel vor Augen hat.

Ein Boot lädt Dich ein, Dich auf dem Fluß zu tragen.

Sanft schaukelt es hin und her.

Hin und her. Du fühlst Dich ganz sicher in ihm und genießt Deine Reise auf dem Fluß.

Es ist schön, das Fließen zu erleben, selbst so im Fluß zu sein.

Allmählich wird die Strömung stärker - der Fluß wird zum Strom.

Du hörst schon das Rauschen in der Ferne.

Das große Meer erwartet Dich."

Vierte Klangschale kommt hinzu 

"Du spürst, wie es auch in Dir immer weiter und größer wird.

Als wolltest Du Dich in die Unendlichkeit des Meeres hinein ausdehnen.

Ein Gefühl von Freiheit breitet sich in Dir aus.

Über Dir eine Möwe. Sie spielt mit dem Wind. Du beobachtest sie. Siehst ihre tanzenden Bewegungen in der Luft.

Und wie von einem Windhauch berührt, fliegst auch Du in den Himmel hinein.

Leichtigkeit und Freude breiten sich in Dir aus.

Du spielst mit dem Wind und tanzt mit der Möwe.

Gemeinsam zieht ihr große und kleine Kreise über der Oberfläche des Meeres, unter Euch sein Rauschen.

Ein Augenblick der vollkommenen Freiheit und Leichtigkeit."

Klangschalen werden noch gespielt und klingen dann langsam leiser werdend aus

Stille

"Schließlich ist es an der Zeit, die Rückreise anzutreten. Du kehrst zurück in den Raum, an Deinen Platz, von wo aus Du zu dieser Reise gestartet bist. Langsam wirst Du Dir Deines Körpers wieder bewußt.

Du atmest tief ein und wieder aus. Reckst Dich und streckst Dich. Bewegst Hände und Füße und bist wieder ganz im Hier und Jetzt."

Die Reise zum inneren Kind

Zwei Klangschalen

Bei dieser Meditation kann die Gruppe oder die Person selbst die Schalen aussuchen. Sie sollte dabei eine Schale wählen, die ihr besonders gut gefällt und eine Schale, die ihr überhaupt nicht zusagt.

"So nimm einen tiefen Atemzug.

Mit dem Ausatmen lasse einfach los.

Stelle Dir einfach vor, daß alles, was Dich jetzt noch stört, mit jedem Ausatmen von Dir abfällt.

All das, was Du mitgebracht hast von Deinem Alltag, packst Du nun in einen großen Sack, und diesen Sack setzt Du einfach auf eine Wolke. Die Wolke trägt diesen Sack nun fort.

Mit jedem Ausatmen kannst Du weiteren Ballast in einen Sack packen und auf eine Wolke setzen. So nach und nach fliegt nun alles davon.

Und Du, Du bleibst zurück. Jetzt ist die Zeit für Dich. Die Zeit, für Dich hier an diesem Ort zu sein, wo nichts wichtiger ist als Du selbst.

Und so beobachte einfach Deinen Atem, wie er durch Deinen Körper fließt. Wie es Dich atmet.

Stelle Dir nun vor, Du gehst eine Treppe hinunter und gelangst in einen kleinen Raum. In Dein Kämmerchen. Dies ist nur Dein Raum. Dein Raum, in den Du Dich zurückziehen kannst, Dein Raum, in dem Du Dich wohlfühlst. Du kannst Dir auch vorstellen, daß Du dort eine Sitzgelegenheit hast. Eine Bank, einen Sessel, was auch immer.

Und wie Du nun so in Deinem Raum sitzt, gelangt etwas zu Dir. Es ist ein Klang."

Erste Klangschale ertönt 

"Von irgendwoher kommt er, und er beginnt, durch Deinen Raum zu schweben."

Klangschale wird gleichmäßig gespielt 

"Immer mehr füllt sich der Raum mit dem Klang, dem Klang einer Klangschale."

Weiter gleichmäßiges Spielen 

"Vielleicht magst Du diesem Klang eine Farbe oder ein Licht geben.

Und so füllt sich der Raum mit den Schwingungen des Klanges, hüllt Dich ein und über Deinen Atem gelangt er in Deinen Körper.

Und so fließt dieser Klang oder auch das Licht des Klanges durch Deinen gesamten Körper. Er wird weitergetragen von dem Wasser in Deinem Körper und so kannst Du spüren, wo er leicht fließt und wo ein Widerstand ist. Wo auch immer ein Widerstand in Deinem Körper ist, nimm ihn einfach als solchen an und akzeptiere, daß er da ist, daß er dort seinen Platz hat.

Vielleicht gibt es auch Stellen an Deinem Körper, wo Du es gar nicht magst, wo Du den Klang als unangenehm empfindest. Auch das ist in Ordnung.

Und so füllt sich allmählich Dein Körper immer mehr mit der Schwingung des Klanges.

Jetzt richte Deine Aufmerksamkeit auf Deine Herzgegend. Dort, wo die Liebe ihren Platz hat. Du kannst Dir vorstellen, daß sich dort eine wunderschöne Blüte befindet, die sich öffnet und den Klang entgegen nimmt. Natürlich nur dann, wenn Du sie öffnen magst.

Und so gelangt der Klang in Dein Herz."

Schale spielt noch ein wenig und klingt dann langsam aus 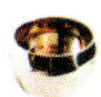

"Von Deinen Herzen aus kannst Du nun eine kleine Reise machen. Eine Reise an einen Ort, an dem es Dir besonders gut gefällt. Dies kann eine Landschaft, ein Haus, ein Garten sein ...

An diesem Ort wirst Du schon erwartet. Es ist jemand, der auch in Deinem Herzen wohnt und ein Teil von Dir ist. Und dieser Jemand ist noch sehr klein. Ein paar Jahre alt. Und das bist auch Du. Es ist das Kind in Dir, Dein inneres Kind. Es möchte gerne von Dir begrüßt werden …

Dieses Kind hat ein Geschenk für Dich:

Es schenkt Dir einen Klang."

Zweite Klangschale ertönt

"Dein inneres Kind schaut Dich dabei mit großen Augen an. Ob Du denn sein Geschenk annehmen möchtest?

Schale schwingt aus

"Kannst Du die Liebe spüren, die dieses Kind in sich trägt und die es Dir gibt? Du kannst dieses Kind in Deine Arme nehmen und Dich mit ihm verbinden. Wisse dabei: Das Kind, das ist ein Teil von Dir. Das Kind bist Du."

Schale ertönt von neuem

Schale schwingt aus

"Du kannst nun dieses Kind mitnehmen. Mit zurück in den Raum, von wo aus Du in Dein Herz gegangen bist. Dort kannst Du ihm nun auch Deinen Klang schenken."

Erste Schale erklingt

Zweite Schale kommt hinzu

Abwechselnd werden die beiden Schalen für eine Weile gleichmäßig gespielt

Schalen klingen langsam aus

"Dann ist es allmählich an der Zeit, wieder zurückzukehren ins Hier und Jetzt. Du kannst Dein inneres Kind natürlich auch mitnehmen in die Welt in der Du gleich aus der Traumreise erwachst. Vielleicht ist das gut für Euch beide …

Und wenn Du wieder hier bist, bewege Dich und öffne Deine Augen."

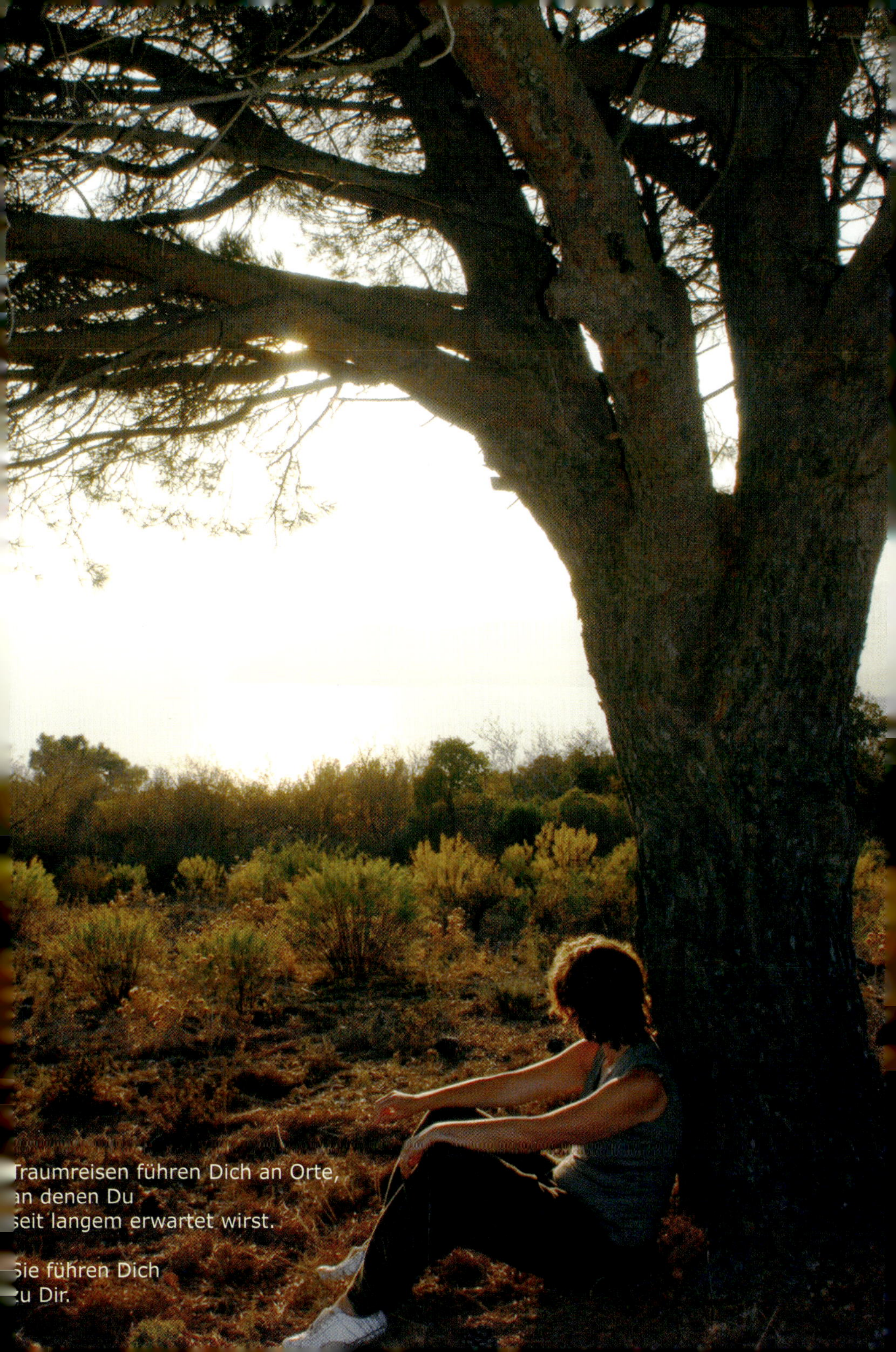

Traumreisen führen Dich an Orte,
an denen Du
seit langem erwartet wirst.

Sie führen Dich
zu Dir.

Klangaufguß

Klangschalen sind wie für die Sauna geschaffen. Die Wärme und die Feuchtigkeit in den Tempeln der Reinigung und Entspannung scheinen ihre Schwingungen zu potenzieren. Klangschalen verstärken den Schwitzeffekt und fördern unsere tiefe innere Regeneration.

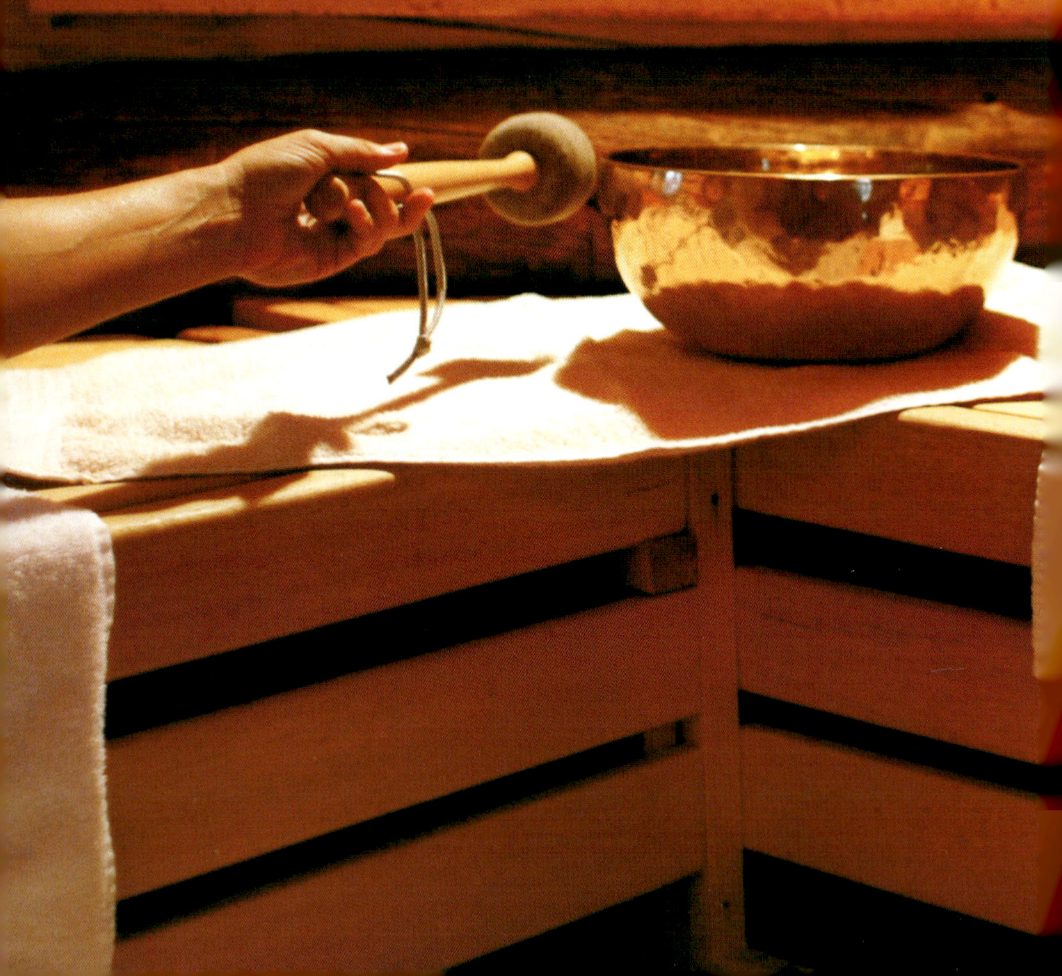

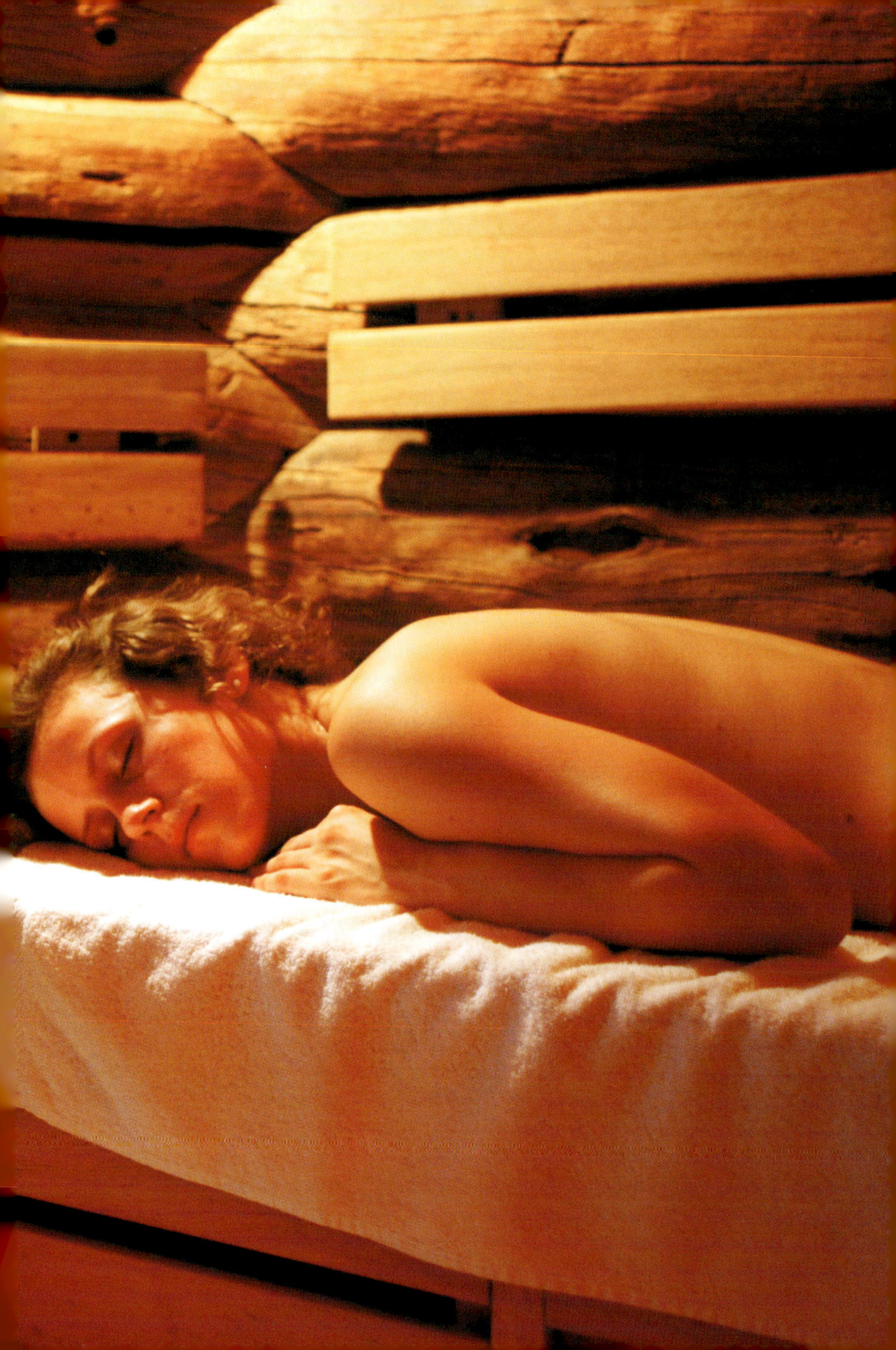

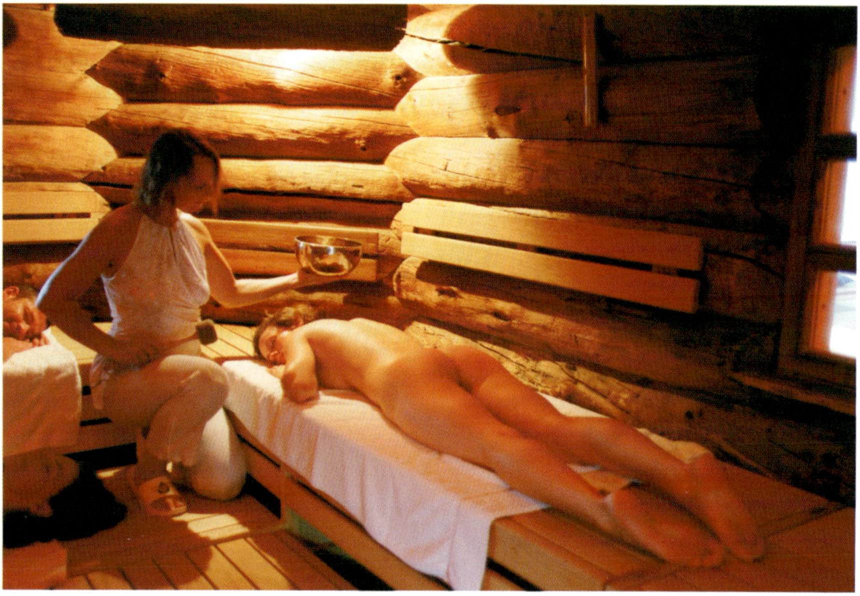

Klangentspannung in der Sauna

In der Sauna sind die Klänge etwas ganz Besonderes. Gerade in Kombination mit den Sinneserfahrungen, die durch den Duft und die Wärme angeregt werden, bieten sie ein weiteres Erfahrungsfeld des Fühlens und Erlebens. Der Körper ist in der Sauna sensibilisiert und so werden auch die Klänge intensiver wahrgenommen. Eine gute Mischung aus Klang und Aufguß bringen dann ein optimales Sauna-Klang-Erlebnis.

Wedeln

In Kombination mit dem Klang wird beim Aufguß nur einmal kurz gewedelt. Das heißt, der Aufguß wird lediglich einmal im Raum verteilt, da für längeres Wedeln die Zeit nicht ausreicht. Das ist auch gar nicht notwendig, da die Schwingungen der Klangschalen schon ausreichen, um das Schwitzen zu unterstützen.

Wie viele Aufgüsse?

In der Regel reichen dann ein- bis zwei Aufgüsse aus, da die Teilnehmer sonst überfordert werden. Die Wirkung der Klangschalen setzt mitunter erheblich verzögert ein, so daß der Klangaufguß noch lange nacharbeitet.

Finnische Saunen

In heißen Saunen (80-100 Grad) steht die Körpererfahrung im Vordergrund. Durch die hohen Temperaturen leistet der Stoffwechsel ganze Arbeit - mit vermehrter Schweißproduktion als einem äußerlich klar sichtbaren und gewünschten Zeichen. Setzt man in heißen Saunen Klangschalen ein, schwitzt der Körper durch die von den Schalen verursachte Entspannung noch mehr und das Wärmeempfinden wird gesteigert. Das rührt daher, daß eine Entspannung immer ein öffnender Prozeß ist. Der Klang einer Schale mit seinem prägnanten Anspielton und dem langsamen Entschwinden der Schwingungen ist eine Art "Vorturner" in Sachen "Loslassen". Wenn wir dem Klang einer Klangschale lauschen, folgen wir ihr ins Verschwinden, ins Loslassen. Mit diesem Lauschen lassen wir auch innerlich automatisch los. Das Wunderbare dabei ist: Man muß sich bei der Klangentspannung keine besonderen Gedanken machen oder in Meditationstechniken erfahren sein - es geschieht einfach beim Zuhören. Der Körper folgt dem hörenden Geist und läßt ebenfalls los - und kann sich umso besser reinigen.

In heißen Saunen sind einfache Atemübungen und einfache Bewegungen in Kombination mit dem Klang ausreichend. Mehr wäre hier schnell zuviel!

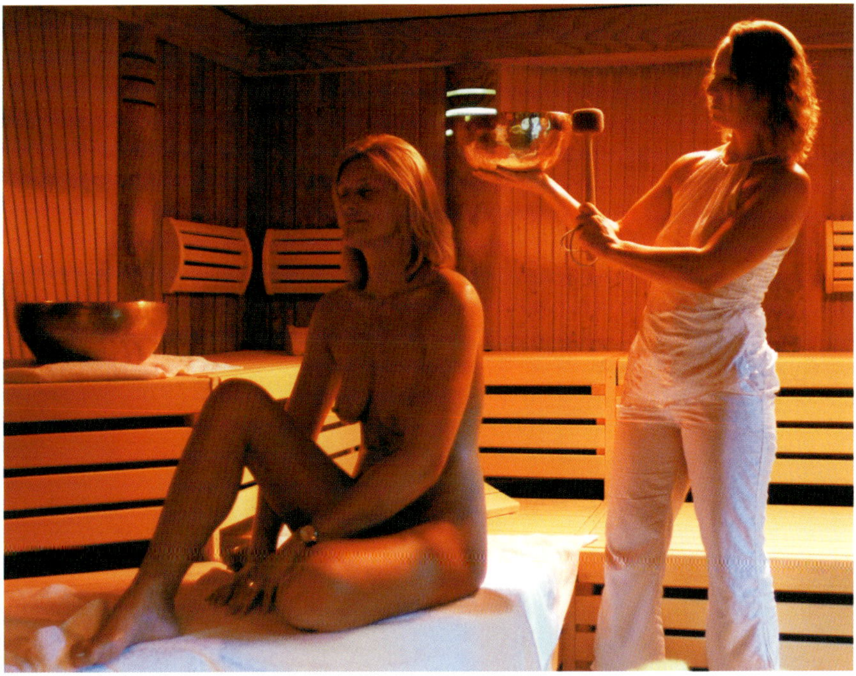

Sanarien, Tepidarien und ähnliche

In Saunen mit geringeren Temperaturen (50-80 Grad) hingegen bietet es sich an, auch zu meditieren oder die Klangbehandlung mit längeren Körperübungen zu kombinieren. Man kann den Körper aber auch manchmal für einen kleinen Moment vergessen, weil man sich so entspannt, daß die Gedanken fliegen und träumen. Der positive Streß des Schwitzens wird so als angenehmer und leichter erfahren. Ebenso können in diesen Wärmeräumen gut längere Klangimprovisationen und kleine geführte Phantasie-Klang-Reisen vorgetragen werden.

Verschiedene Bausteine für Klangaufgüsse

Bausteine bedeutet: Du kannst Dir aus den verschiedenen angebotenen Übungen solche aussuchen, die Dir gefallen, oder in mehreren Saunagängen verschiedene Übungen nacheinander nutzen.

Übung: Einfach mal loslassen

Du benötigst: Eine Klangschale mittlerer Größe

„Setze Dich aufrecht hin, ohne den Rücken zu überstrecken. Es soll bequem sein, Du solltest aber gut einatmen können. Lege Deine Hände auf den unteren Bauch, knapp oberhalb der Schamgrenze." (Bild rechts oben)

Klangschale anspielen

"Atme tief ein und langsam wieder aus. Spüre, wie sich Deine Bauchdecke mit jedem Atemzug hebt und senkt."

Klangschale anspielen

"Noch einmal: Tief einatmen und langsam wieder ausatmen."

Klangschale anspielen

"Bleibe mit Deiner Aufmerksamkeit bei Deinem Atem und genieße es, bei Dir zu sein."

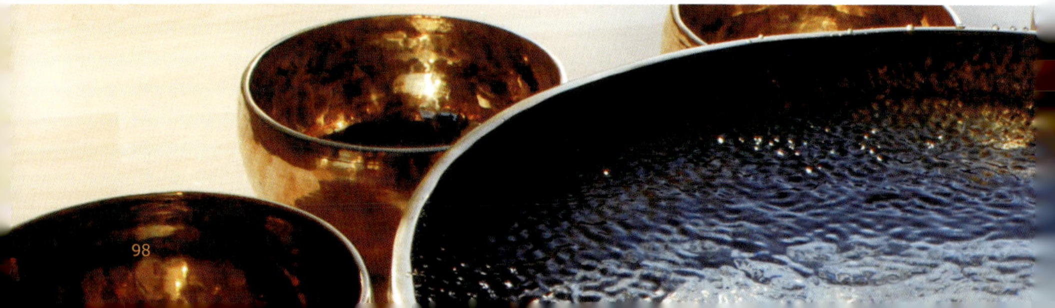

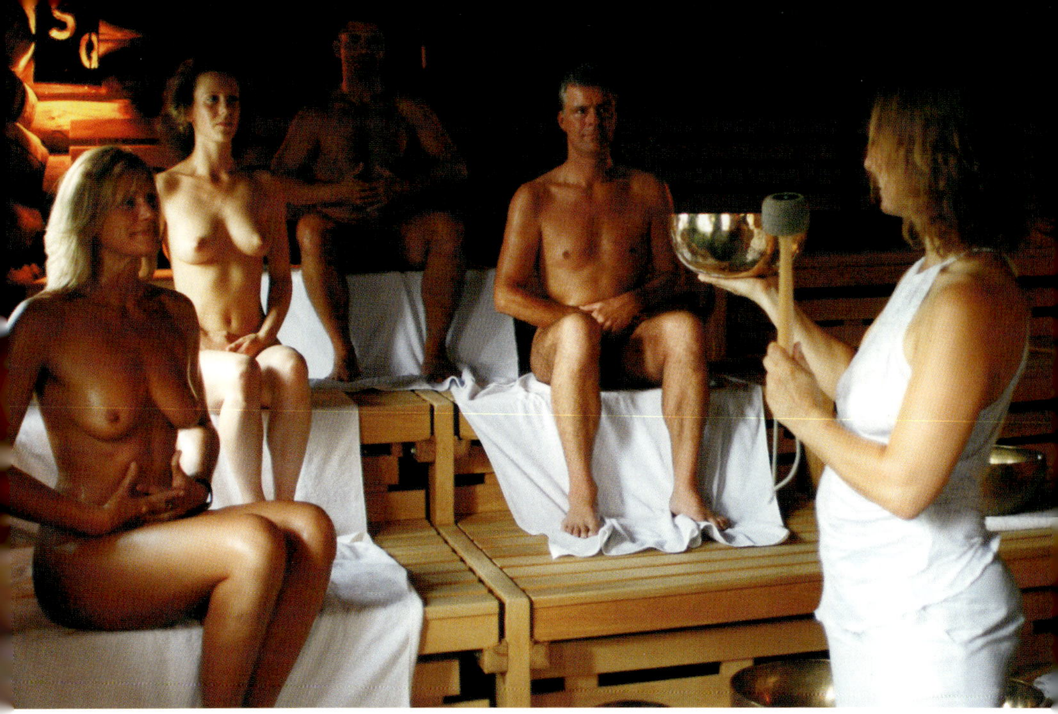

Übung: Beruhige Körper und Geist

"Lege Deine Hände auf Deine Brust. Mit dem Klang der Klangschale atme durch die Nase ein und durch den Mund wieder aus. Beobachte dabei, wie sich Dein Brustraum weitet."

Klang

"Wiederhole nochmals: Ein- und Ausatmen."

Klang

Übung: Klänge schenken

Du bewegst Dich langsam und ruhig durch den Raum und machst in gebührlichem Abstand vor jedem Saunierenden halt. Du hältst ihr oder ihm die Schale entgegen, immer auf seinen persönlichen Schutzraum achtend und spielst sie sanft an (siehe auch Kapitel: Die Klangdusche).

Warte eine ganze Weile, bis der Klang anfängt, zu verschwingen. Dann gehe langsam weiter zum nächsten und wiederhole den Vorgang.

Sind nur wenige Menschen in der Sauna, kannst Du auch jedem Anwesenden eine ganze Klangdusche gönnen und die Klangschale schwingend

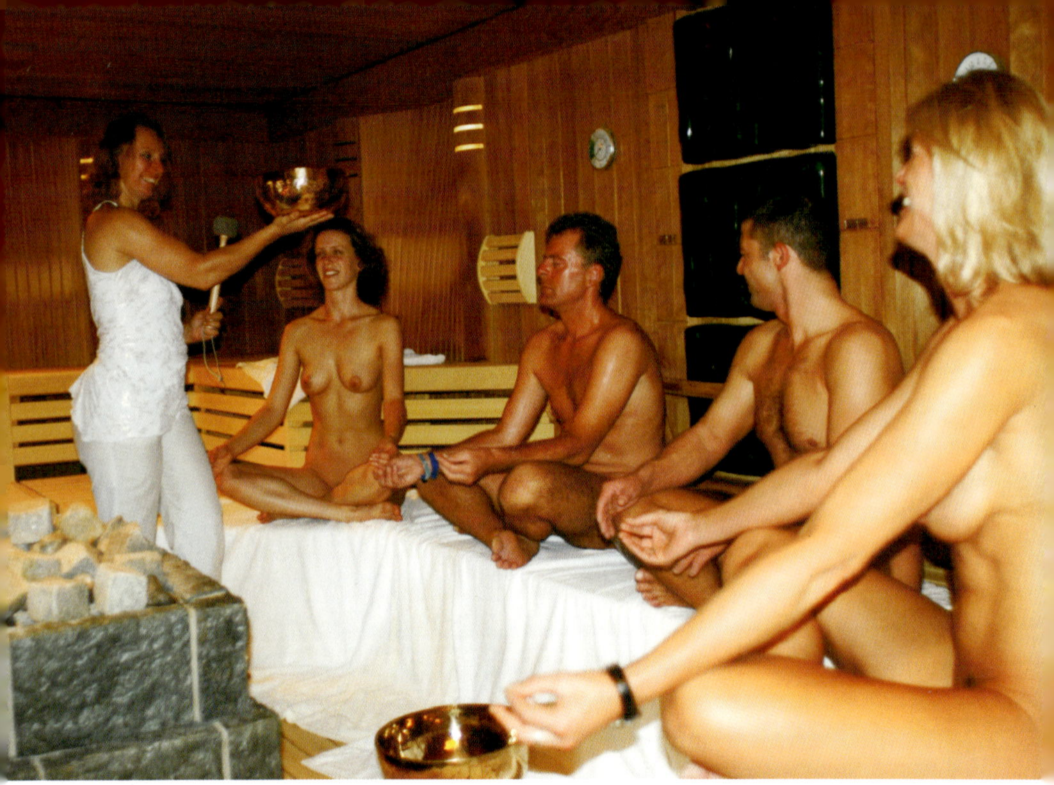

über Köpfe und Körper führen. Achte bitte unbedingt auf die individuell sehr verschiedenen Schutzzonen: Manchen Menschen macht es nichts, wenn Du Dich mit der Schale bis auf ein Handlänge näherst, anderen ist schon eine Armlänge allemal genug.

Vor und nach dem "Ton-Schenken" kannst Du die Schale auch mit einem Lederklöppel anreiben, so daß sie einen singenden Ton von sich gibt - ein gutes Ein- und Ausstiegsignal.

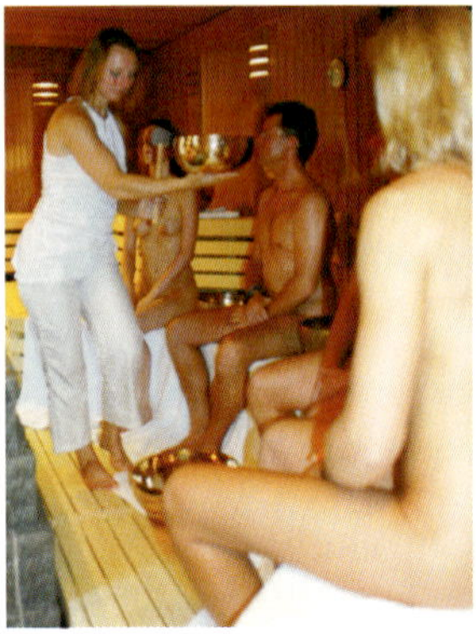

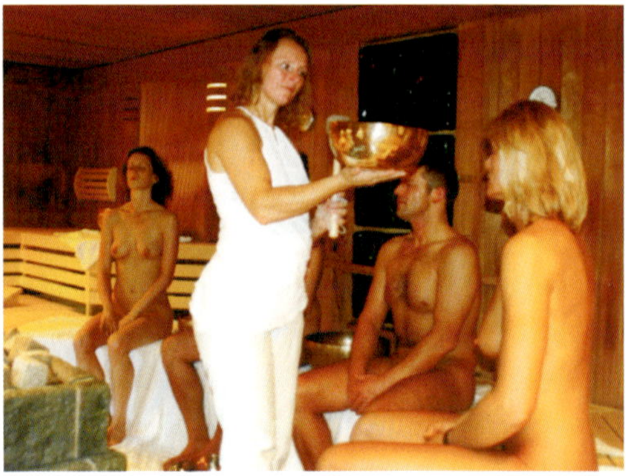

Jeder Teilnehmer bekommt einen Klang in Form einer Klangdusche geschenkt.

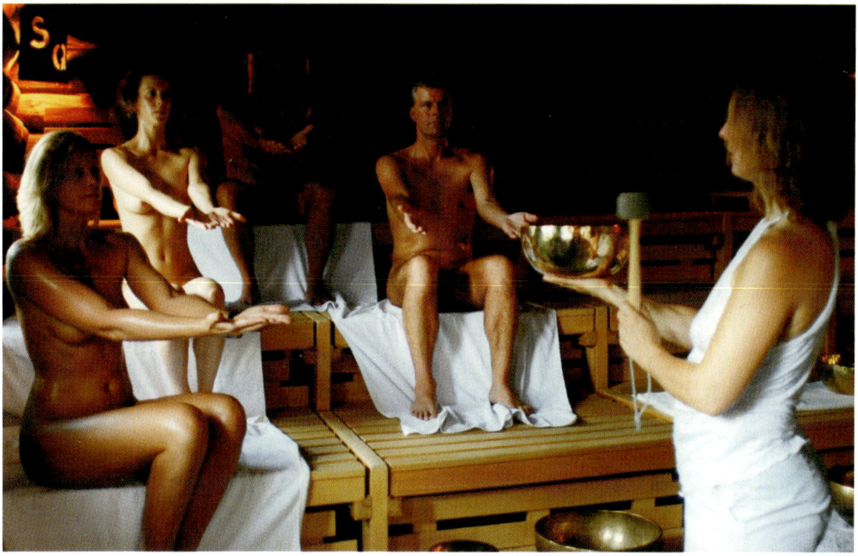

Übung: Den Klang genießen

Eine Klangschale

"Strecke Deine Arme mit offenen Händen nach vorne. Mit dem Klang atme ein und mit dem Ausatmen nimm ihn mit Deinen Armen zu Dir, als wolltest Du den Klang in Dein Herz führen."

Klang

"Wiederhole die Bewegung noch einmal. Greife in den Raum und ziehe den Klang zu Dir heran und hinein in Dein Herz."

Klang

"Fühle den Klang in Dir und genieße seine feinen Schwingungen, die Dich umschwingen und durchdringen."

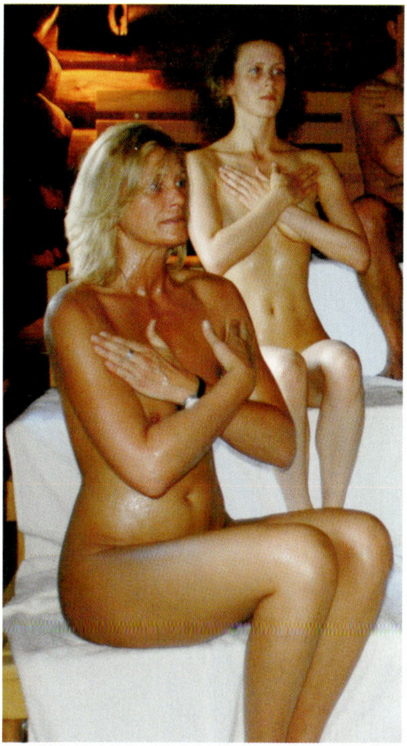

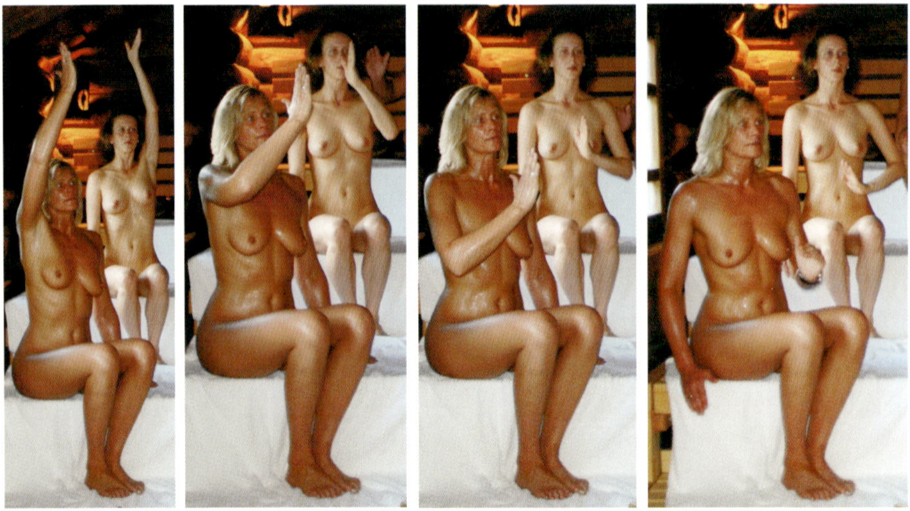

Übung: Zentrieren

"Mit dem Klang atme ein und hebe eine Hand mit den Fingerspitzen nach oben über Deinen Kopf. Mit dem Ausatmen führe sie langsam in der Mitte Deiner Körperlängsachse nach unten." (siehe Bildreihe oben)

Klang

Spiele die Klangschale, atme ein und führe dabei die Klangschale, oder wenn sie zu unhandlich ist, die Hand mit dem Klöppel vor Deiner Körpermitte nach oben und mit Deinem Ausatmen nach unten.

Klang

"Wiederhole die Bewegung mit der anderen Hand."

Klang

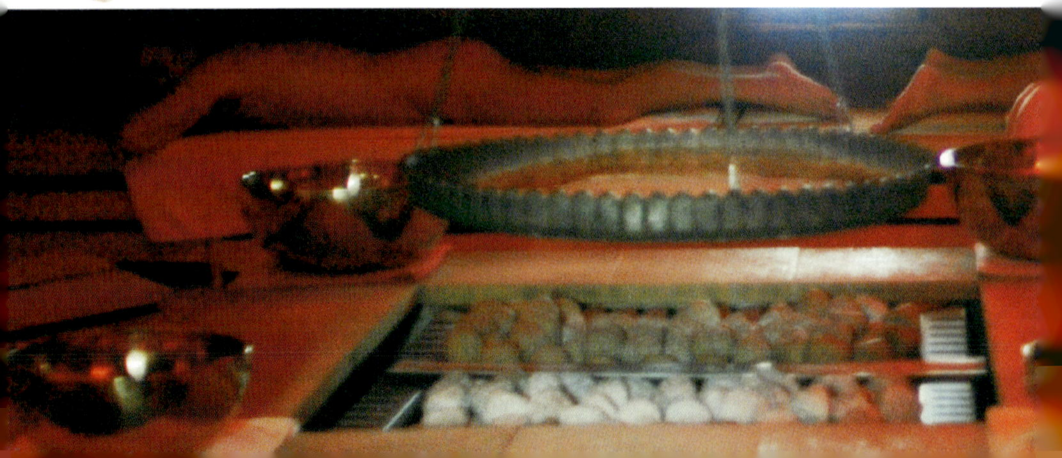

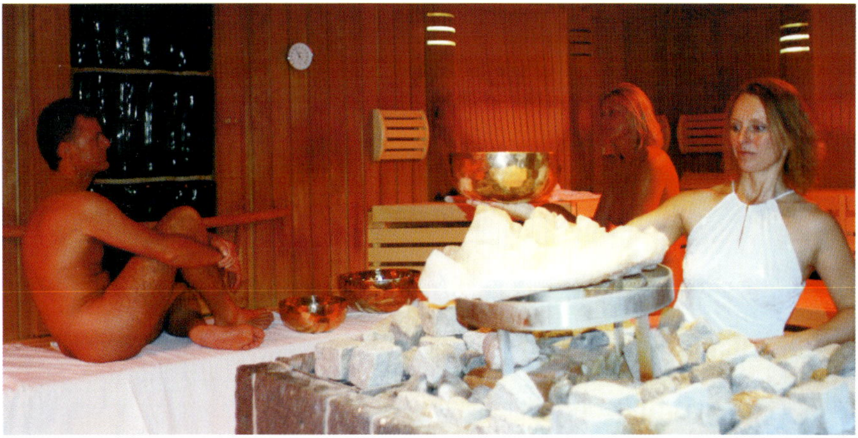

Wenn Du es Dir zutraust, kannst Du auch Phantasiereisen in der Sauna geben. Zum Beispiel die Reise zum Bergkristall, am besten in einer Kristallsauna.

Übung: Klangentspannung total

Du benötigst zwei bis beliebig viele Klangschalen

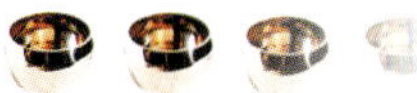

Wenn die Örtlichkeit es zuläßt, dann plaziere die Klangschalen mitten in der Sauna, vielleicht auf der Ofenumrandung oder auf dem Boden (siehe das Bild unten).

Spiele die Klangschalen in ruhigem Gleichmaß, ruhig und rhythmisch, ohne Hast und mit voller Präsenz. Du kannst hier ein regelrechtes Mini-Klangschalen-Konzert spielen.

Beende das Klangbad mit dem tiefsten Ton Deines Sets.

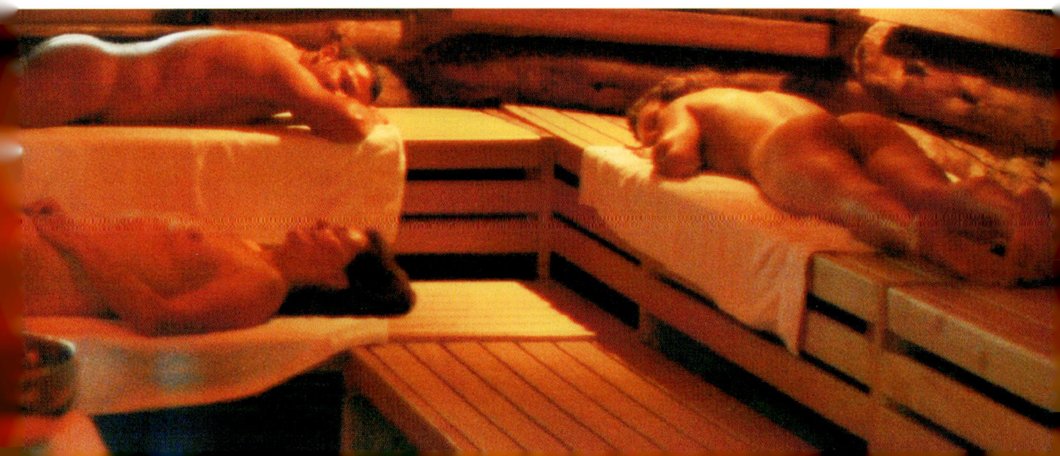

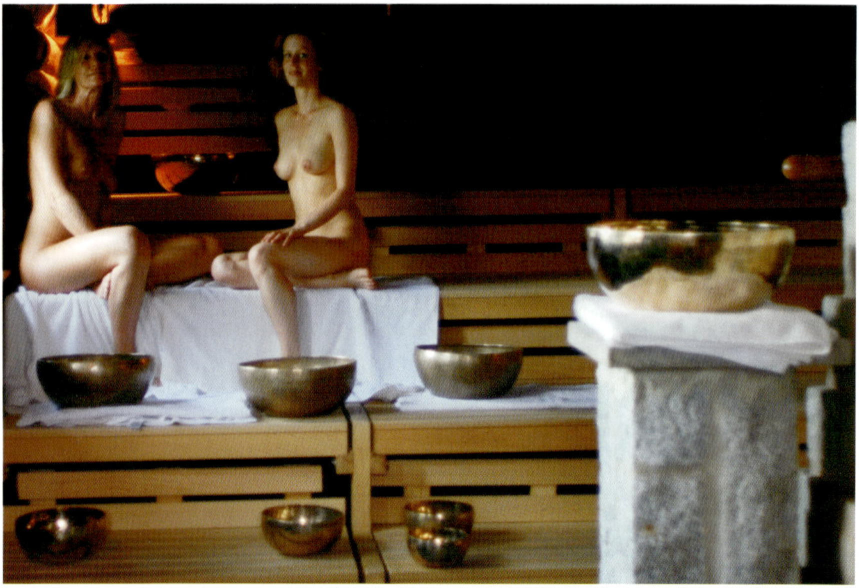

Die ganze Sauna schwingt

Plaziere verschiedene Klangschalen an verschiedenen Stellen in der Sauna auf den Bänken zwischen, neben und um die Saunierenden herum (Bild oben) und spiele sie immer in der gleichen Reihenfolge.

Es ist wichtig, die Reihenfolge beizubehalten, das schafft Stabilität und Vertrauen in der Wahrnehmung der Lauschenden. Sie können dann um so effektiver entspannen und somit schwitzen.

Klangaufguss: O und A

Für heiße Saunen geeignet.

Du benötigst zwei Klangschalen

"Setze Dich aufrecht entspannt hin. Den Rücken nicht durchdrücken, nur so aufrecht, wie es leicht geht. Lege die Hände auf Deinen unteren Bauch, knapp oberhalb des Schamansatzes.

Atme tief ein und mit dem Ausatmen, lasse ein Ooooo (langgezogenes Ooooo singsprechen) aus Deinem Bauch in den Raum strömen."

Tiefer Klangschalenklang zum Ooooo

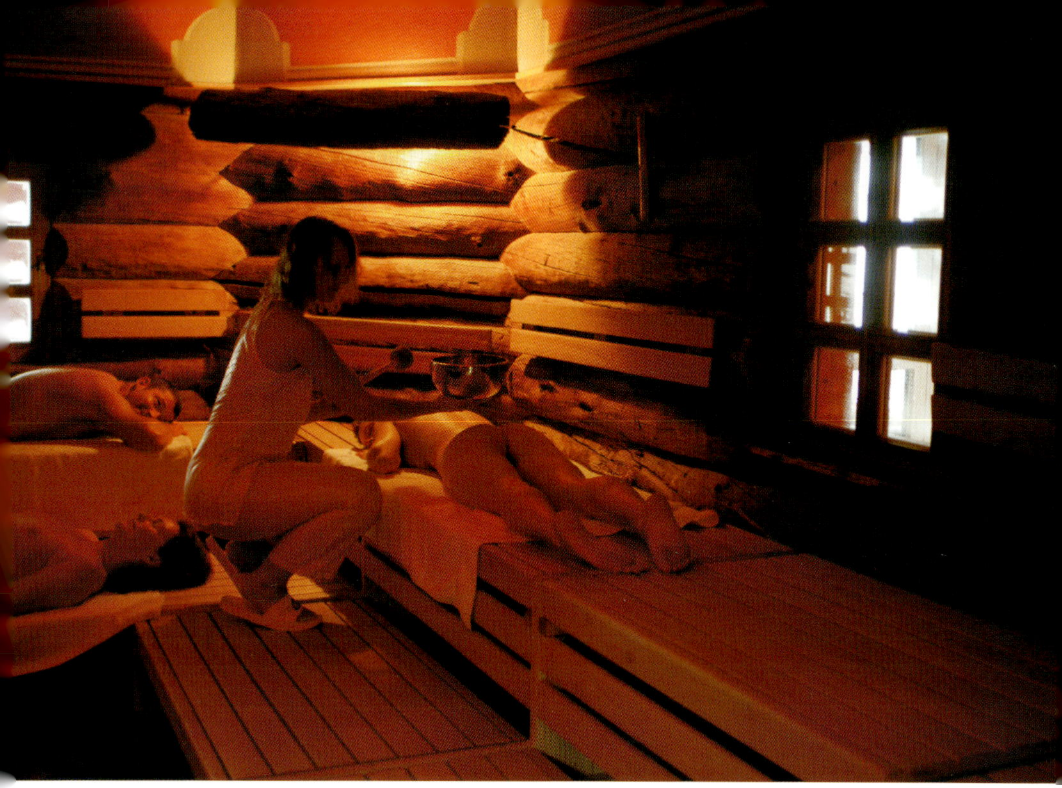

"Wiederhole: Oooooooooo ..."

Tiefer Klangschalenklang zum Ooooo 

"Beobachte nun für einen Moment Deinen Atem - manipuliere ihn nicht. Schau einfach zu, wie er kommt und wie er geht und wie er kommt und geht, während ich den Aufguß mache ..."

Aufguß

"Nun lege Deine Hände auf Deinen Brustkorb, atme weit in den Brustkorb hinein, und mit dem Ausatmen lasse ein befreites Aaaaa (langgezogenes Aaaaaa singsprechen) in den Raum strömen."

Hellerer Klangschalenklang zum Aaaaa 

"Spreche ein weiteres Mal mit dem Ausatmen das Aaaaaa."

Hellerer Klangschalenklang zum Aaaaa 

Zweiten Aufguß aufschütten, während der Klang der Schale noch im Raum schwingt.

"Öffne nun Deine Hände und Arme und begrüße freudig mit einem Jaaaa den Aufguß, den Klang und die ganze Welt."

Kurz Wedeln und dann den Klang mit beiden Schalen eine Weile spielen während der Aufguß seine Wirkung zeigt.

Diese Entspannung kann je nach Sauna verlängert werden, mit einem ausgedehnterem Spiel der Klangschalen nach dem Aufguß oder mit einem zweiten Aufguß nach dem Spielen der Schalen.

Das Atmen, Tönen und Umtönt-Werden, die bewußten Haltungen und Bewegungen führt zu einem deutlich besserem Schwitzerlebnis.

„Da kommt man ja mehr ins Schwitzen als beim Abschlagen!"

Eine Teilnehmerin beim Klangaufguß

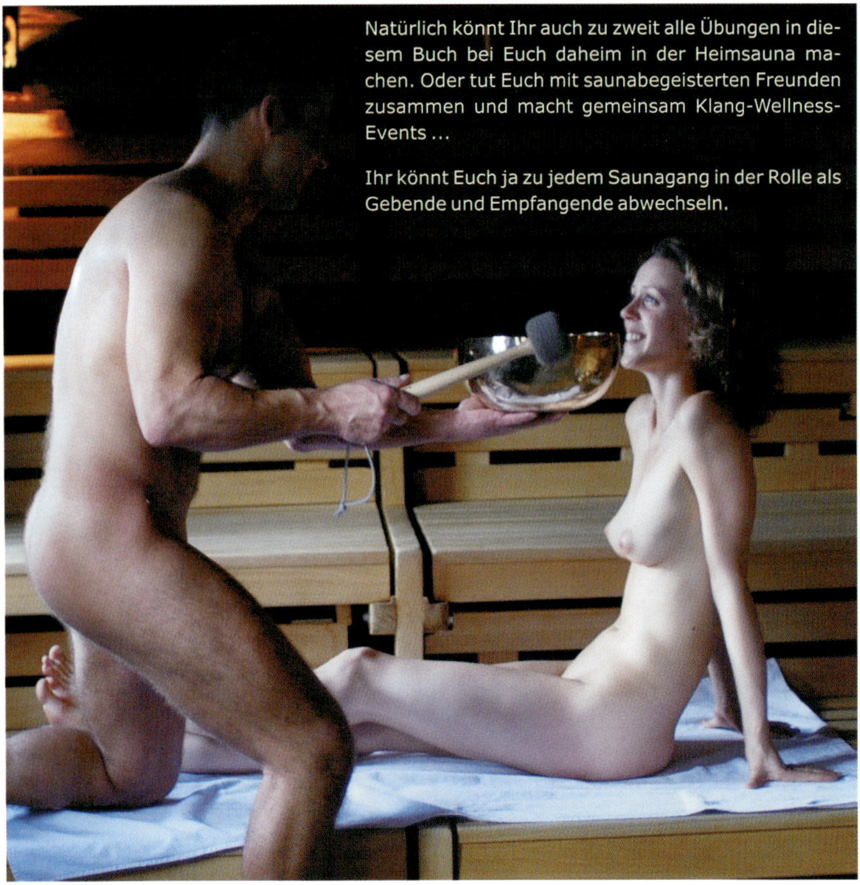
Natürlich könnt Ihr auch zu zweit alle Übungen in diesem Buch bei Euch daheim in der Heimsauna machen. Oder tut Euch mit saunabegeisterten Freunden zusammen und macht gemeinsam Klang-Wellness-Events ...
Ihr könnt Euch ja zu jedem Saunagang in der Rolle als Gebende und Empfangende abwechseln.

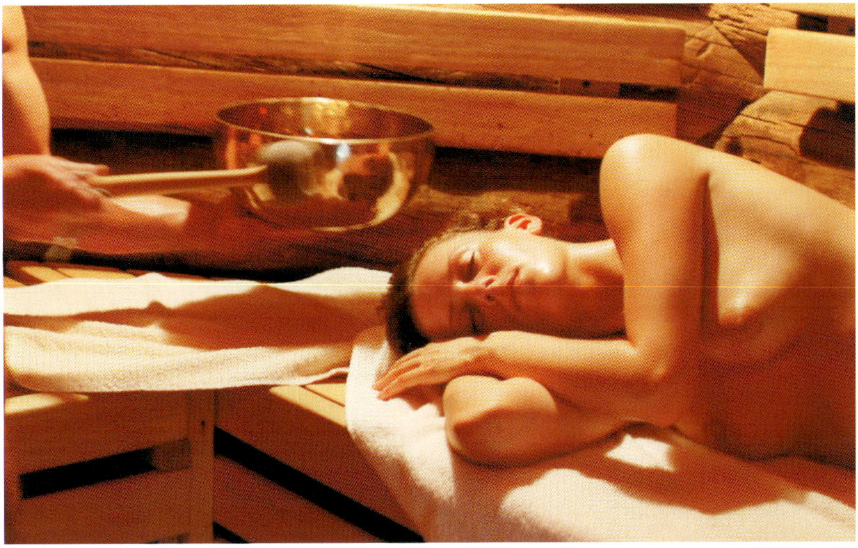

Klangaufguß: Laß los!

Für heiße Saunen geeignet.

Dauer: ungefähr 7-10 Minuten

Die Teilnehmer sitzen aufrecht.

Beginn: ein Aufguß, der mit entspannenden Aromen (Heublumen, Lavendel, Melisse, Jasmin o.ä.) durch den Raum gewedelt wird.

Direkt im Anschluß daran wird die Klangschale gespielt

Eine kurze Anleitung zu einer Bewegung in Kombination mit dem Atem:

"Hebe Deine rechte Hand mit den Fingerspitzen nach oben über Deinen Kopf. Atme tief ein und mit dem Ausatmen führst Du sie entlang Deiner Körperachse nach unten." (Siehe Bilderserie Seite 102)

Klang

"Tue dies noch einmal. Nach oben, einatmen, nach unten ausatmen."

Klang

"Wiederhole den Ablauf mit deiner linken Hand. Nach oben - einatmen, nach unten - ausatmen."

Klang

"Wiederhole den Ablauf mit der linken Hand ein zweites Mal. Nach oben einatmen, nach unten ausatmen."

Klang

Ein zweiter Aufguß folgt

"Lege nun Deine Hände auf Deinen Bauch und beobachte, wie der Atem langsam und tief in Deinen Bauch strömt und ihn genauso langsam wieder verläßt. Nicht ins Atmen eingreifen, einfach nur den Atem kommen und gehen lassen. Zuschauen, wie es Dich atmet ...

Genieße es nun für einen Moment, bei Dir zu sein."

Wenn nur wenige Personen in der Sauna sind, so wird jeder noch mit einer Klangdusche beschenkt.

Bei größeren Gruppen wird die Schale ein- bis zweimal langsam im Kreis herumgeführt und dabei sanft gespielt.

Tip: Die Schale wird in kurzer Zeit recht heiß. Ein Handtuch über die Hand legen und die Schale darauf setzen.

Übung: Aufguß ohne Worte

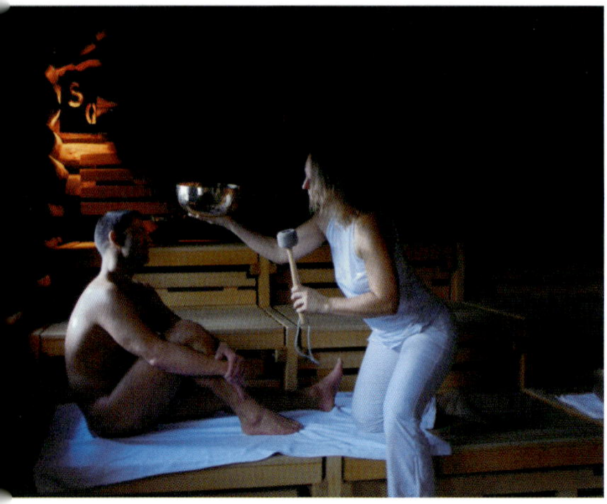

Aufguß

Begrüße jeden Saunierenden mit einem Klang

Oder einer kurzen Klangdusche

Aufguß

Klangimprovisation mit mehreren, auf dem Boden, am Rand des Ofens oder auf den Liegeflächen aufgestellten Klangschalen.

Eventuell noch kleiner Aufguß.

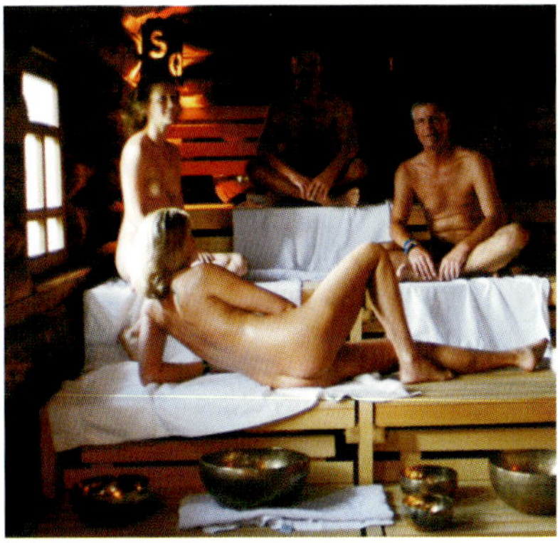

Übung: Klang-Duft-Atmen

Unmittelbar nach dem Aufguß, solange der Duft noch in der Luft liegt

"Atme tief ein und wieder aus."

Klang

"Zusammen mit dem Klang fließt der Duft des (Flieders, Lavendels, ...) in Deinen Körper."

Klang

"Führe nun Deine rechte Hand mit den Finger nach oben über Deinen Kopf.

Mit dem nächsten Ausatmen führst Du die Hand mittig zum Körper nach unten."

Klang

"Wiederhole den Vorgang mit der linken Hand."

Klang

Eventuell ein zweiter Aufguß.

"Mit dem nächsten Einatmen breite die Arme zur Seite aus und mit dem Ausatmen führst Du sie über Deiner Brust zusammen."

Klang

"... Und noch einmal die Arme ausbreiten mit dem Ausatmen zu Dir führen. Stelle Dir dabei vor, Du holst Dir alles Heilsame zu Dir herein."

Klang

"Jetzt schließe Deine Augen und genieße es, für einen Moment ganz bei Dir zu sein."

Mit ein paar Klangschalen folgt eine kleine Klangimprovisation

Übung: Meditationsaufguß für sanfte Saunen

Aufguß

"Nimm einen tiefen Atemzug und atme langsam wieder aus."

Tiefer Klang

"Nimm nochmals einen tiefen Atemzug und atme langsam wieder aus."

Tiefer Klang

"Nun richte Deine Aufmerksamkeit auf Dein drittes Auge. Das ist der Punkt zwischen den Augenbrauen. Stelle Dir vor, auch er könnte atmen."

Höherer Klang

"Versuche mit Deiner Aufmerksamkeit bei Deinem Atem zu bleiben und beobachte dabei Dein drittes Auge."

Höherer Klang

"Laß Ruhe sich in Dir ausbreiten. Sei ganz gelassen ..."

Drei Klangschalen werden in ruhigen Gleichmaß gespielt

Zum Abschluß der Improvisation wird jeder Teilnehmer noch mit einem Klang gestreichelt

"Und dann komme zurück und öffne, wenn Du möchtest, mit einem lauten Seufzer Deine Augen wieder."

„Das hätte ruhig noch länger sein können!"

Eine Teilnehmerin zur Übung

Übung: Die Klangduftwolke

Vor dem Aufguß

"Stelle Dir einmal vor, wie nun eine Klangduftwolke beginnt Dich einzuhüllen.

Diese Wolke möchte Dich mit auf eine kleine Reise nehmen."

Aufguß folgt, unmittelbar danach der Klang

"Die Wolke ist ganz leicht und zusammen mit ihr schwebst Du über die Erde."

Klang

"Für einen Moment läßt Du alles zurück und genießt es, frei wie ein Vogel mit dem Wind zu treiben."

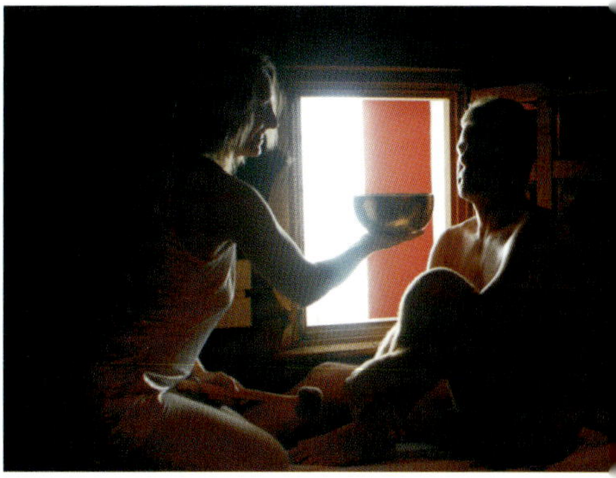

Klang

"In der Ferne siehst Du einen großen Berg. Er ist voller Kraft und strömt eine unsagbare Ruhe und Gelassenheit aus."

Klang

"Du steigst mit Deiner Wolke ein bißchen höher und schwebst über seinen Gipfel hinweg. Du fühlst Dich ganz leicht."

Klang

"Da vernimmst Du in der Ferne ein Rauschen."

"Die unendliche Weite eines Meeres breitet sich vor Dir aus."

Klang

"Ganz leicht trägt Dich die Wolke über das Wasser hinweg."

"Unter Dir rauschen die Wellen und Du genießt das Gleichmaß ihrer Bewegungen ."

Klang

"Deine Wolke schwebt weiter. Die Sonne über Dir schickt Dir angenehm warme Strahlen."

Klang

"Schließlich geht die Reise langsam zu Ende.

Die Wolke ist über der Sauna angekommen und bringt Dich zurück auf Dienen Platz."

Klang

"Dann öffne Deine Augen und recke und strecke Dich."

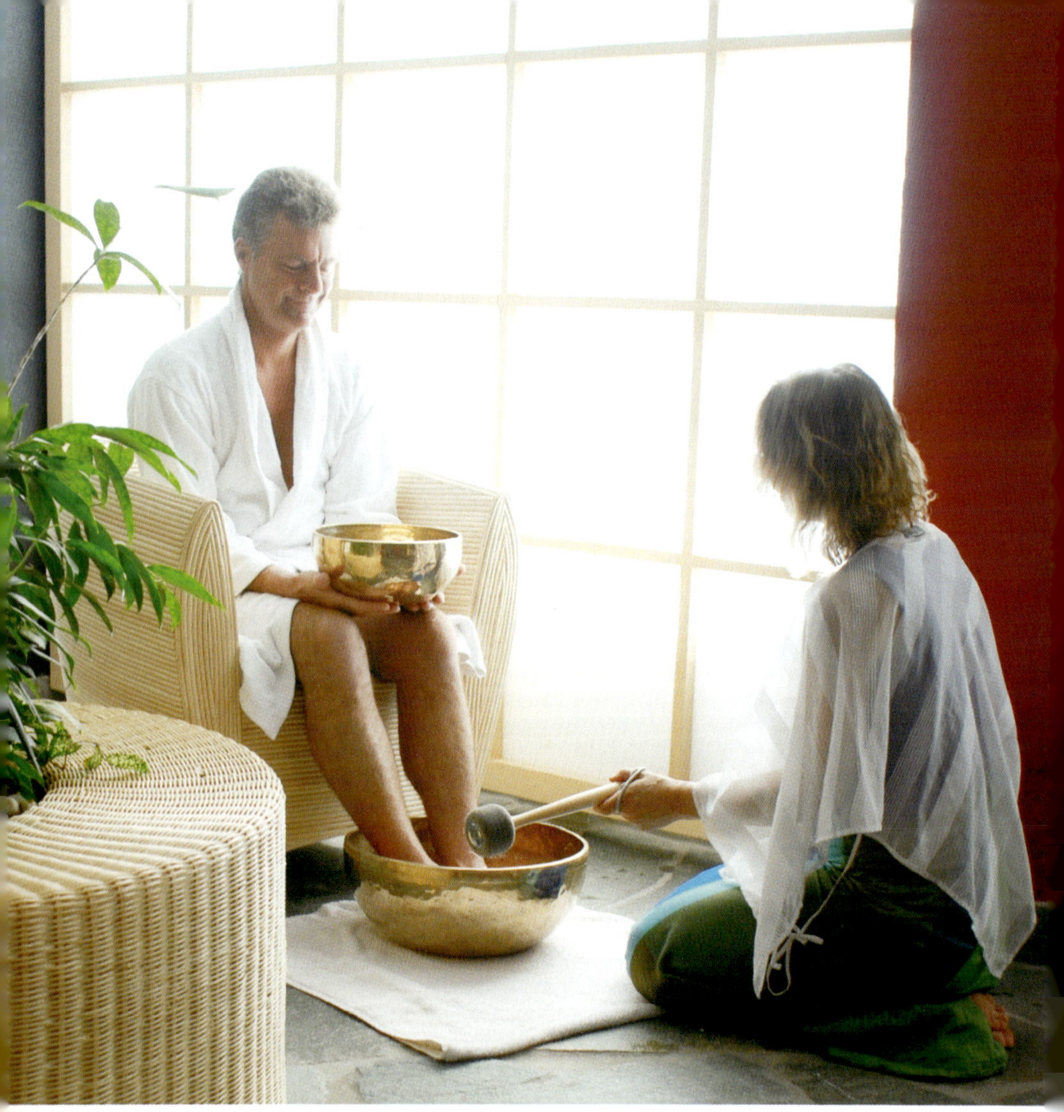

Wasser-Klang-Zeremonie für die Füße

Unsere Füße tragen uns durch unser Leben. Auf ihnen ruht das Gewicht des Körpers. Sie bewegen uns auf motorisch höchst komplexe Weise über die Erde, ausdauernd über flache Ebenen und virtuos über holprigen Grund oder gar durch gebirgige Landschaften. Über die Füße halten wir den Körper in Balance und können aufrecht gehen.

Wenn unsere Füße ermüden oder gar erkranken, wird unsere Fortbewegung eingeschränkt, schmerzlich, wenn nicht gar unmöglich - ja es genügt ein Problem mit einem Fuß und wir sind aus dem Schritt gebracht.

Lange Zeit haben wir Menschen der Gegenwart in unserer eher kopflastig orientierten Zivilisation den Füßen wenig Beachtung geschenkt. Doch das ändert sich seit einigen Jahren. Saunagängern und Kneippfreunden sind die entspannenden Fußbäder zwischen zwei Saunagängen oder die warm-kalten Wechselgüsse für Füße und Waden ein liebgewordenes Ritual. Fußreflexzonenmassagen werden in einer sanften Variante im Wellness-Bereich angewendet, in einer oft kräftigeren von Heilpraktikern erfolgreich zum Wohle ihrer Klienten. Auch Massage- und Druckpunkttechniken wie Shiatsu widmen den Füßen viel Aufmerksamkeit.

Rundum wohltuend ist die Arbeit mit Klangschalen an den Füßen. Deshalb haben wir hier einige Übungen aufgeführt, die sich bewährt haben. Gestaltet man sie mit dem richtigen Fingerspitzengefühl, dann werden sie gar zu regelrechten Wohltu-Zeremonien.

Eine kleine Selbstmassage

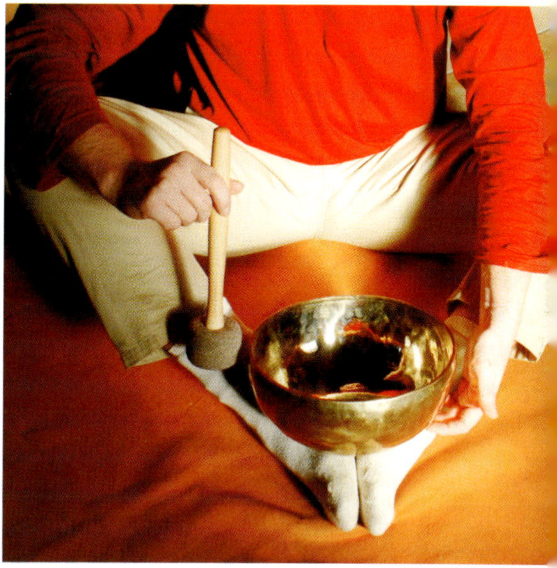

Setz Dich auf eine bequeme Bodenunterlage (Yogamatte, Teppich oder ähnliches) oder eine plane Ruheliege. Nun lege Deine beiden Fußinnenflächen aneinander wie es das Foto rechts zeigt und stell hier eine größere Klangschale auf. Wähle einen großen, weichen Klöppel und spiele die Schale an.

Über die Fußinnenkanten kannst Du nun wunderbar den Klang spüren. Natürlich kann auch ein Partner die Schale auf Deinen Füßen anspielen.

Partnerübung: Fuß-Klangdusche

Dein Partner liegt gemütlich auf dem Bauch und sollte sich vielleicht auch zudecken, damit er oder sie schön entspannen kann. Die Fußsohlen weisen nach oben. Eine große Schale (ab eineinhalb Kilo) kann nun unterhalb der Füße gestellt werden, nur zwei bis drei Zentimeter von den Zehen entfernt. Wird die Schale jetzt kräftig mit einem weichen Klöppel angespielt, durchfluten die Schwingungen ganz herrlich den Fuß. Oftmals wird

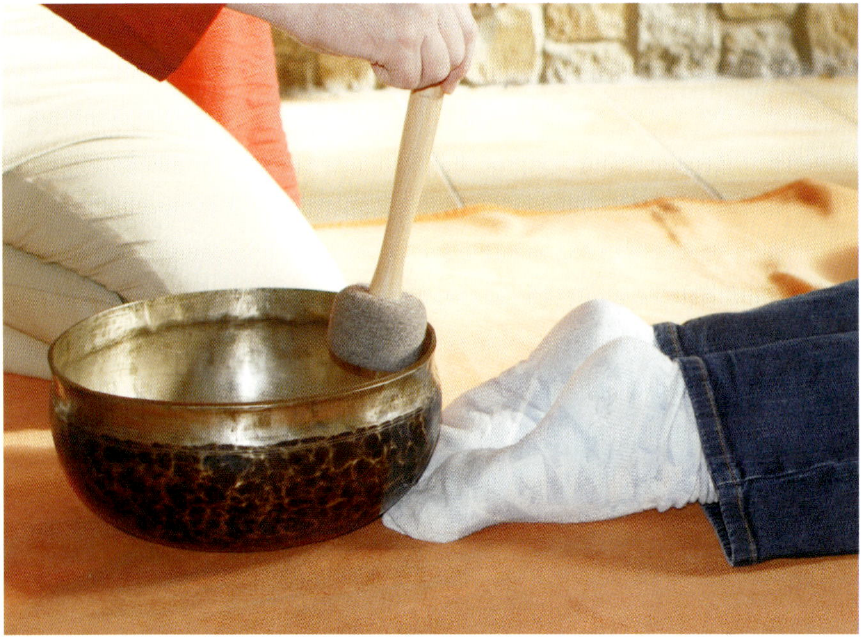

diese Variante als intensiver wahrgenommen als das Aufstellen und Spielen der Schale direkt auf den Füßen (siehe Kapitel Klangmassage).

Kläre beim Anspielen mit Deinem Partner, welche Anspielrichtung als angenehmer empfunden wird: in Richtung Füße, hoch zum Kopf oder vom Körper weg. Eine einmal begonnene Anspielrichtung solltest Du nicht ändern.

Die Fußklangschale

Fußklangschalen werden im allgemeinen Klangschalen genannt, die einen so großen Durchmesser haben, daß man seine Füße beide hineinstellen und die Klangschale dann anspielen kann, ohne daß die Füße durch Berührung mit der Klangschaleninnenwand die Schwingung dämpfen. Für die Arbeit auf dem Körper sind diese Schalen den meisten Menschen zu groß und vor allen Dingen zu schwer.
Über die Fußklangschale erreicht man die Reflexzonen in der Fußsohle und rund um den Fußrücken und das Fußgelenk, wie auch viele aus der chinesischen Medizin bekannte Meridian-Endpunkte. Mit einer Fußbehandlung in einer großen Klangschale wird so der ganze Mensch behandelt.

Wer einmal ein ausgiebiges Fußklangbad erhalten hat, weiß sofort, wovon ich rede: Der Wellness-Effekt ist unmittelbar und intensiv zu spüren. Auch Menschen, die die Klangmassage gerne als "Esoterik" bezeichnen, sind nach einem Fußklangbad hin und weg ...

Ein Klang-Wasser-Ritual

Dieses Ritual ist hervorragend geeignet, um zwischen zwei Saunagängen eingesetzt zu werden. Wird in der Sauna selbst auch noch mit Klangschalen gearbeitet, macht es das Wellness-Erlebnis vollkommen und rund.

Du benötigst für diese Übung eine große Klangschale mit ungefähr vierzig bis fünfzig Zentimeter Durchmesser und sicherlich fünf bis acht Kilo Ge-

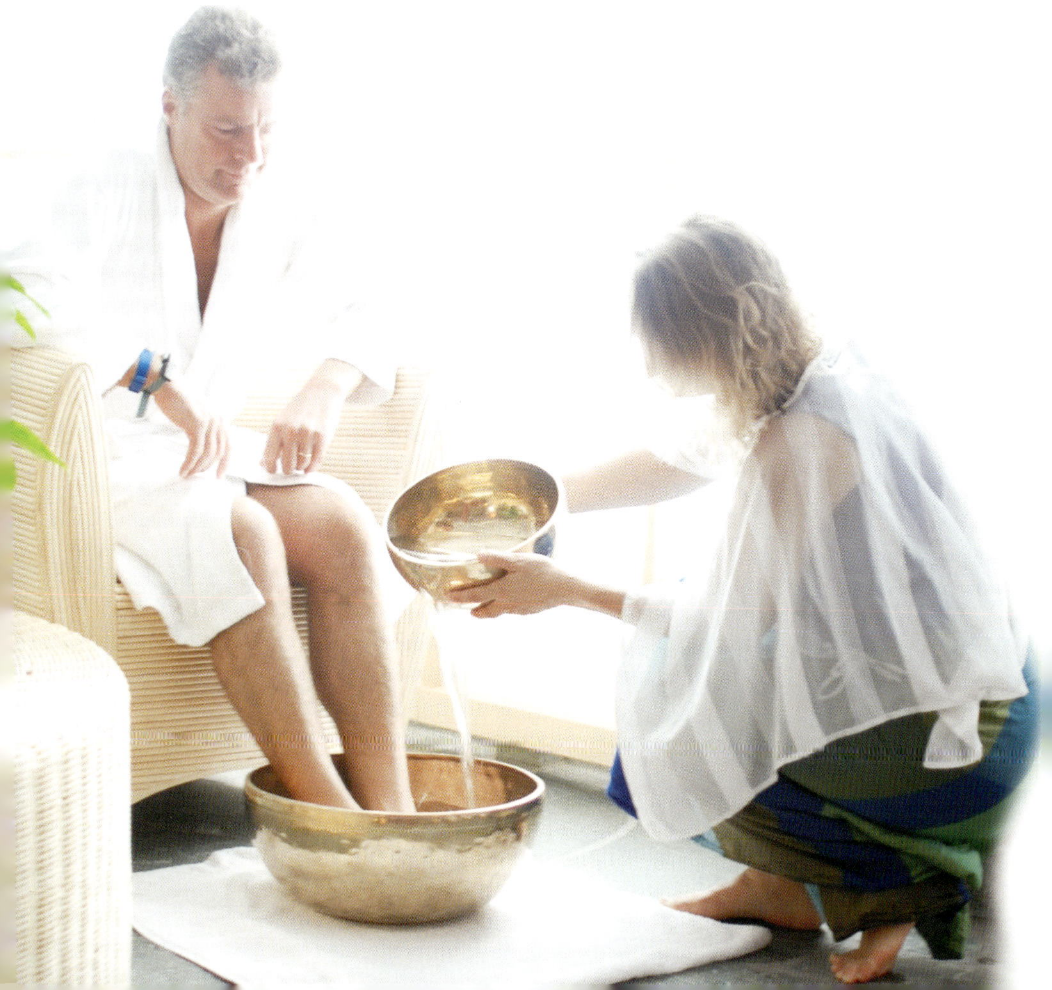

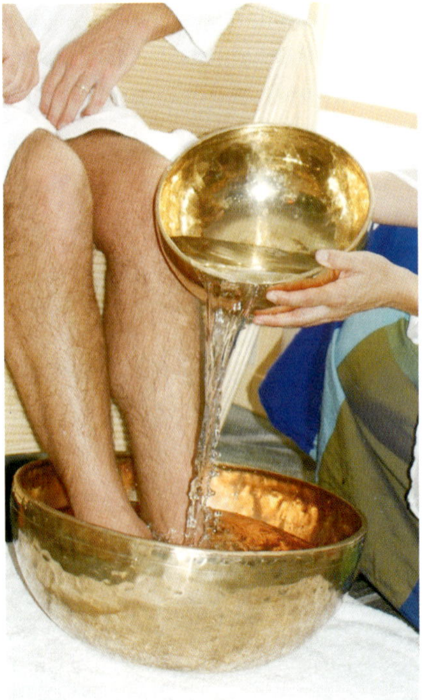

wicht sowie eine zweite Schale mit fünfhundert Gramm bis zwei Kilo und zwei Handtücher (eines kommt unter die Schale, eines, um nach der Massage die Füße Deines Partners abzutrocknen).

Die große Schale wird ungefähr zur Hälfte mit angenehm warmen Wasser gefüllt. Bevor Dein Partner die Füße jedoch ins Wasser stellt, sollte er unbedingt mit den Fingern die Temperatur testen. Was Du als angenehm warm empfindest, kann Dein Gegenüber schon als zu heiß wahrnehmen!

Der Empfangende sitzt bequem auf einem Stuhl, zu dessen Stuhlbeinen die große Schale mit dem Wasser plaziert wird. Die Schale muß dabei immer auf einer weichen Unterlage stehen, am besten einem Handtuch. In einer zweiten, kleineren Schale hältst Du Wasser bereit, in derselben Temperatur oder ein kleines bißchen wärmer als dem in der großen Schale.

Nun bitte Deinen Partner, seine Füße in die große Klangschalen zu tauchen. Er kann die Füße frei im Wasser schweben lassen oder sie auf dem Schalenboden abstellen. Du mußt darauf achten, daß die Unterschenkel oder der Bademantel Deines Partners den Schalenrand nirgends berührt, das würde ein freies Schwingen der Schale verhindern.

Wenn Du es kannst, dann lasse Dich auf Deine Knie zur Seite Deines Partner mit der zweiten Schale nieder.

Jetzt läßt Du das Wasser aus der kleinen Schale aus ungefähr fünfundzwanzig bis fünfzig Zentimeter Höhe ganz behutsam in die große Fußschale plätschern. Es ist wichtig, daß es wie ein kleiner Wasserfall aussieht und klingt und das Du dieses Wasser als Geschenk an den Partner übergibst - der Ablauf sollte etwas Liebevolles ausstrahlen.

Dieses Bild des Wasserschenkens erinnert an die Fußwaschungen, die Jesus gab. Es ist tief in unserem kollektiven Bewußtsein als Gabe großer Güte verankert . Wir fühlen uns berührt, wenn es geschieht. Du wirst über die zum Teil starken emotionalen Reaktionen des Wohlbefindens staunen, die manche Menschen bei diesem Ritual von sich geben.

Das Wasser wird bis über die Knöchel eingefüllt. Dabei sollten die Knöchel bedeckt sein, denn dort befindet sich ein Reflexpunkt, der mit dem Thema Urvertrauen assoziiert wird. Die Erinnerung an die geborgene Wärme im Mutterleib scheint in diesem Punkt gespeichert zu sein. Das Gefühl des damit verbundenen Urvertrauens wird erinnert, wenn dieser Punkt Zuwendung erfährt.

Nachdem Du die kleine Schale in die große entleert hast, beginnt die Klangbehandlung. Mit einem großen Klöppel wird die Schale am oberen Rand angespielt - durchaus kräftiger, als in einer Klangbehandlung ohne Wasser!

Achte darauf, nur in eine Richtung zu spielen: Auf Deinen Partner zu oder von Deinem Partner weg: Deine Anschläge sollten nach Möglichkeit nicht jedesmal an einer anderen Stelle auftreffen oder speziellen Mustern folgen. Das wäre dann schnell Energiearbeit, bei der die Klänge einiges im Gemüt bewegen können, was hier nicht unbedingt erwünscht ist. Wenn Du die Schale achtsam und ruhig in eine Richtung anschlägst, vermeidest Du unvorhersehbare Wirkungen beim Partner.

Auch der Rhythmus sollte dem Lauschen und Fühlen folgen und ruhig, jedoch nicht lahm sein, nicht so gemächlich wie beim Spielen ohne Wasser. Die Schwingung der Schale sollte nie ganz verschwinden, was Du durch die Bewegung des Wassers in der Schale leicht kontrollieren kannst.

Die reine Klangmassage im Fußklangbad kann ungefähr zehn bis fünfzehn Minuten dauern. Länger ist nicht notwendig und verstärkt auch die Wirkung nicht zusätzlich.

Nachdem der letzte Ton verklungen ist, lege den Klöppel zur Seite, bitte Deinen Partner, die Füße aus dem Wasser zu nehmen, während Du das bereitgelegte Handtuch hinhältst. Trockne seine Füße sanft ab.

Damit wird die Behandlung endgültig zu einer Geste der Güte.

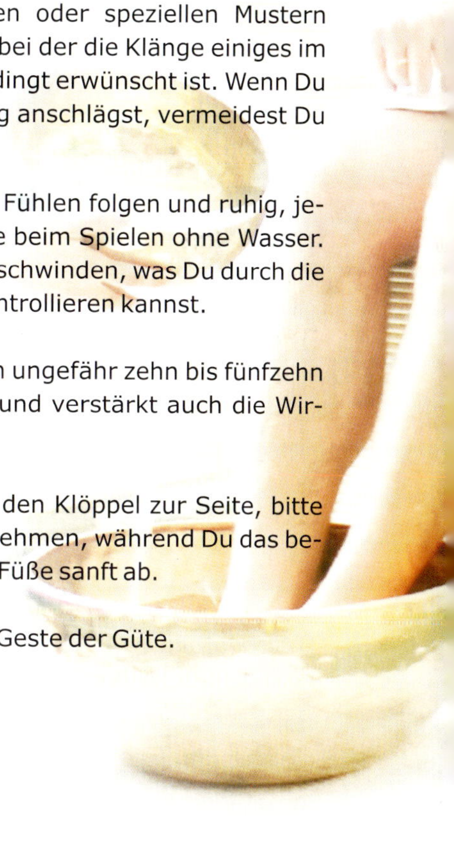

Variation mit nur einer großen Schale

Wenn Dir nur eine große Klangschalen zur Verfügung steht, laß den "Wasserfall" einfach weg und starte gleich mit dem Fußwasserbad. Du kannst das Wasser, welches Du hinzuschüttest natürlich auch aus einer großen schönen Schüssel schütten, die Du Dir aus der Küche geborgt hast ...

Variation mit Handreflexzonen-Klangmassage

Nachdem Du die kleinere Schale geleert hast, bitte Deinen Partner, die Hände mit den nach oben geöffneten Handflächen auf die Oberschenkel oder Knie zu legen. Dann gibst Du ihm die Schale in die Hand und kannst nun sowohl die Fußschale als auch die Schale auf den Händen des Partners spielen (siehe Foto Seite 112).

Da die Schale auf den Händen ohne Wasser darin länger und klarer schwingt, empfiehlt es sich, sie immer erst dann anzuspielen, wenn ihr Klang unter dem Klang der großen Schale verschwindet. Auf keinen Fall eilig zwischen den Schalen hin- und herspielen, das würde Unruhe in den Ablauf bringen.

Variation: Fußbad mit Klangdusche kombiniert

Du kannst die zweite Schale auch nutzen, um Dich mit ihr in sanften Bewegungen um den Klienten herum zu bewegen, ihn gleichsam mit Klängen zu streicheln (siehe Foto rechts). Beachte hierbei unbedingt die Regeln für das Arbeiten mit Klangschalen rund um den Körper, wie im Kapitel *Die Klangdusche* beschrieben.

Du spielst die Fußschale, dann spielst Du die kleine Schale auf Deiner Hand und umwanderst Deinen Partner, duscht ihn mit den Klängen der Schale.

Achte auf Behutsamkeit und bewußte, ruhige Bewegungen!

Variation: Klang-Vollbad

Wenn Du eine passende dritte Schale hast: Fußbad, Handreflexzonenmassage und Klangdusche kombinieren. Der Effekt: einfach *fan-tas-tisch!*

Diese totale "Klang-Spülung" ist sooo wohltuend und umfassend, eine Zeremonie, die bei manchen Menschen stärker wirken kann als eine Ganzkörper-Klangmassage! Der Einsatz der großen Schalen lohnt sich hier wirklich. Schon der Einsteiger kann mit ihr wahre Wellness-Wunder wirken. Profis werden sie in ihrer Arbeit schon bald nicht mehr missen wollen.

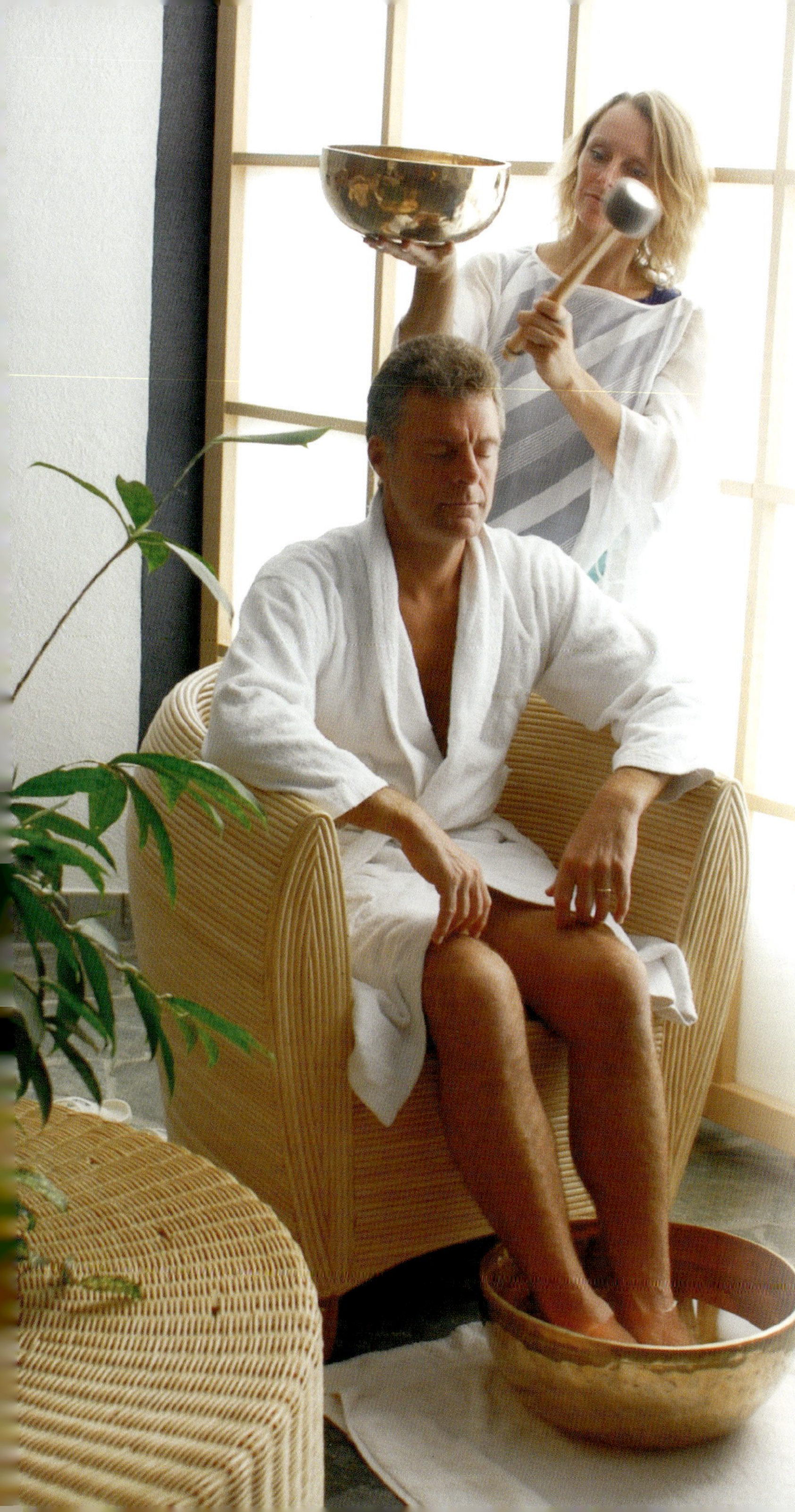

„Bei der Klangmassage konnte ich erleben, wie alles von mir abfiel, ich in eine ganz andere Welt abtauchen konnte, und ich noch lange später die Schwingungen wie ein schützendes Feld, welches mich sicher durch den Alltag trägt, spüren konnte.“

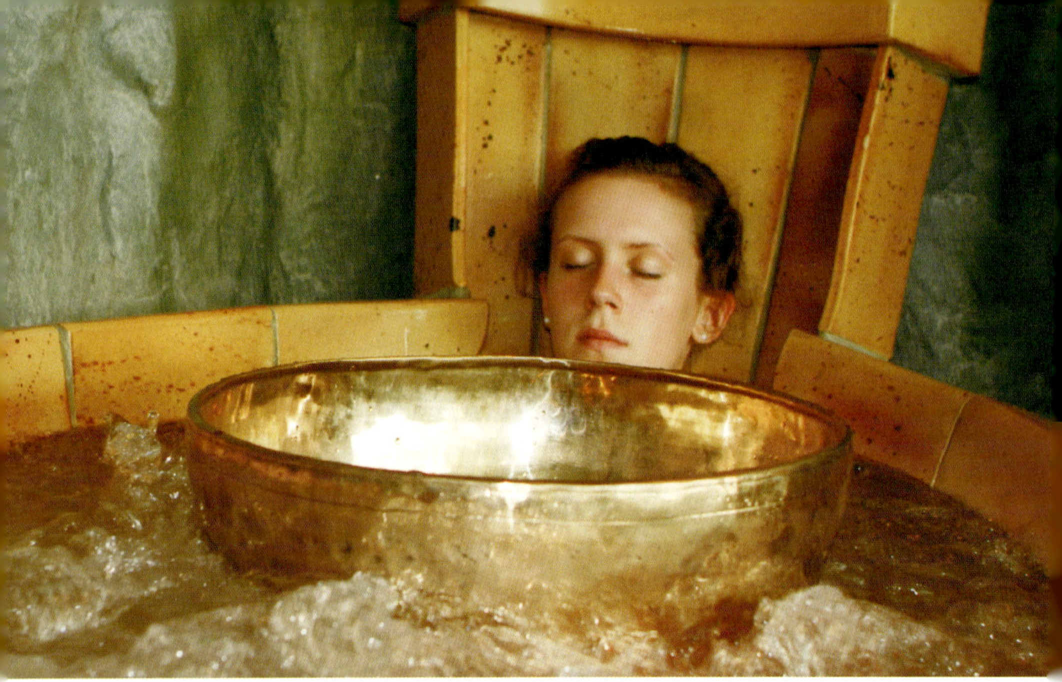

Klangschalen im Bäder- und Poolbereich

Schon manch einer hat bei der Frage, ob Klangschalen im Wasser schwimmen, erst einmal nachdenken müssen. Aber eine Klangschale schwimmt, solange sie nicht selbst mit zu viel Wasser gefüllt ist - dann geht sie unter.

Das Tolle an Klangschalen im Wasser ist: Spielt man sie kräftig an, übertragen sie ihre Schwingungen auf das sie umgebende Wasser. Und Wasser leitet Klänge bei Weitem besser als Luft. Was läge da näher, als Klangschalen mit ins Wasser zu nehmen? Denn die ins Wasser übertragenen Schwingungen umspülen den Körper geradezu mit Klang. Und der Körper als wässriges Medium resoniert wunderbar mit diesen zarten Miniwellen.

Die Einmal-Badewanne

Immer mehr Anlagen haben sogenannnte „Einmal-Badewannen". Diese werden mit warmen Wasser gefüllt und sind manchmal noch mit Düsen versehen. In diesen Wannen kann mit ein bis zwei Klangschalen ein Klangbad, vielleicht auch kombiniert mit einer Klangdusche, stattfinden. Beim Klangbad wird einfach eine möglichst große Schale mit in die Badewanne genommen und dort mit einem kräftigen (und bitte wasserunempfindlichen) Filzklöppel angespielt. Das kannst Du natürlich selbst machen, aber wie bei allen Wellness-Anwendungen hat es hier seinen Reiz, wenn eine zweite Person die Schale ins Wasser läßt und anspielt.

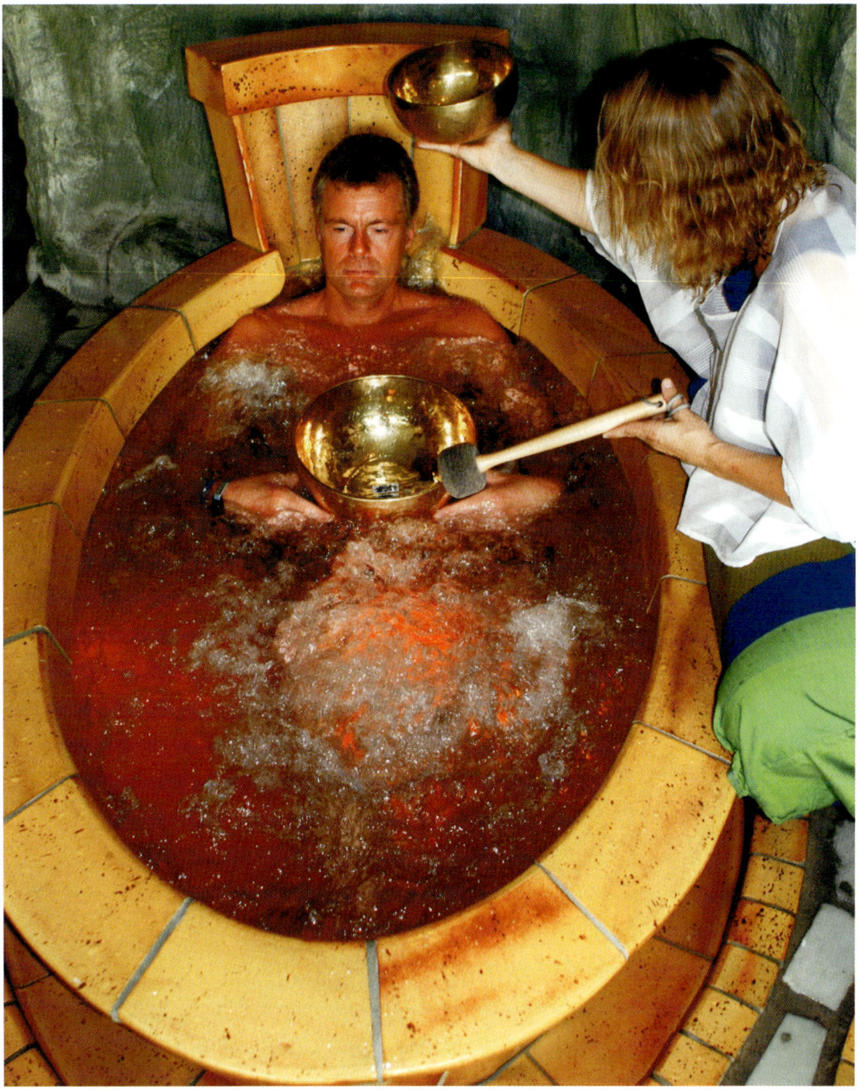

In Badewannen mit Düsen neigt die Schale dazu, wie wild herumzuhüpfen und gegen den Rand zu dengeln. Um das zu vermeiden, kann der Badende die Schale vorsichtig am Boden mit den Finger stabilisieren wie auf dem Foto auf dieser Seite gut zu sehen ist. Dann bekommt er die Klänge nicht nur über das Wasser, sondern auch noch intensiv über die Reflexzonen in den Fingerspitzen zu spüren. So wird aus einer Notwendigkeit ein Behandlungskonzept!

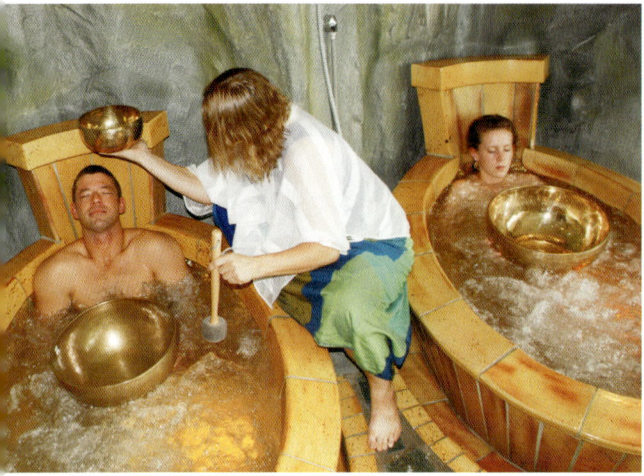

Wenn das Klangbad von Dir an einen Badenden gegeben wird, kannst Du, wie bei vielen Übungen hier im Buch, den Partner mit einer zweiten, leichteren Schale und einer Auradusche verwöhnen.

Wenn Dir genügend Schalen zur Verfügung stehen, kannst Du auch mehreren Menschen in zwei bis drei Badewannen nebeneinander ein Klangbad geben: Es bekommt jeder eine große Schale zu sich in die Wanne, diese spielst Du jeweils kräftig an und mit der Schale auf Deiner Hand (sanft anspielen!) streichelst Du die Auren der Badenden.

In den Becken mit Düsen sind sehr große Schalen sinnvoll, da das Geblubber die Schwingungen sonst überdeckt. In ruhigen Wannen ist schon eine Schale ab einem Kilo als sehr angenehm im Wasser zu fühlen - Du kannst so ein Klangbad prima auch zu Hause in der Badewanne probieren - je nach Größe der Wanne mit einer kleinen bis großen Schale. Mehrere Schalen würde ich nicht mit in die Wanne nehmen, sie treiben dann schnell klirrend gegeneinander oder gegen die Wannenwände.

Wasser-Klang-Schweben

Eine neue Variation ist das Arbeiten mit Klangschalen in Schwimmbecken. Der Musiker Christian Bollmann und andere haben diese und ähnliche Techniken auch unter dem Begriff "Aqua-Floating" bekannt gemacht. Bollmann gibt häufiger auch hörenswerte Konzerte in Schwimmbädern, bei der die im Wasser "treibenden" Menschen ein Konzert an den Beckenrändern mit Klangschalen, Didgeridoos, Gongs und Obertongesang erleben und spüren können.

Das Arbeiten mit Klangschalen im Schwimmbecken ist - vorausgesetzt, es Ihr habt das Becken für Euch - eine sehr leichte und angenehme Sache, eine Wasser-Klangmassage total.

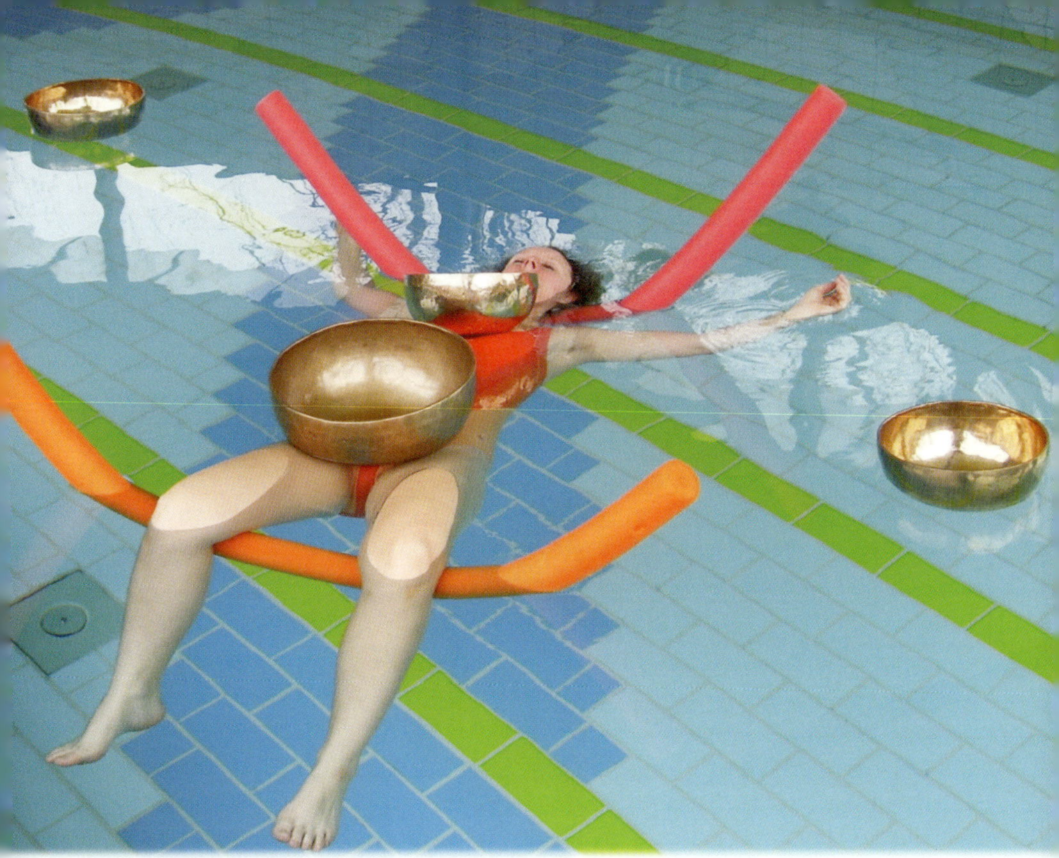

Neben einer bis beliebig vieler Klangschalen benötigst Du für jede empfangende Person im Wasser zwei sogenannte Schwimmnudeln. Das sind meistens quietschbunte Rohre aus aufgeschäumtem Kunststoffmaterial, die hervorragend schwimmen und - legt man sich auf sie - den Körper ganz entspannt über Wasser halten.

Die Entspannung sollte in einem Bereich des Pools stattfinden, in dem Du als Gebender gut stehen kannst. Schwimmbewegungen würden Unruhe ins Wasser bringen und das Lauschen stören.

Die empfangende Person legt sich auf die Schwimmnudeln. Am besten man nimmt eine unter den Schultern, Nacken und Armen und eine unter dem Becken oder den Knien.

Jetzt stellst Du eine große Klangschale im Bauch- bis Brustbereich der schwebenden Person auf und spielst sie hier an. Die Klangschwingungen gelangen so sowohl auf direktem Weg in den Körper und umspülen zusätzlich über den Wasserweg den ganzen Menschen.

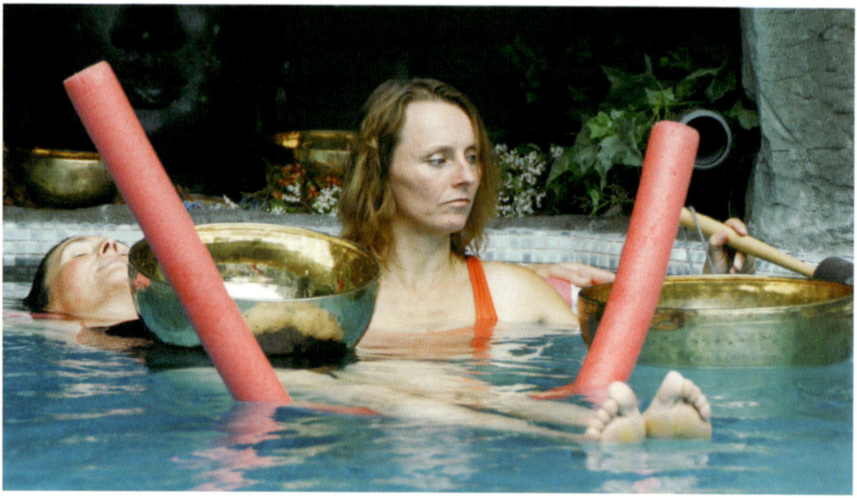

Weitere Klangschalen können rund um die empfangende Person im Wasser treiben und dort von Dir angespielt werden. Doch wie gesagt: Ruhiges Wasser ist die Voraussetzung, sonst treiben Euch die Schalen davon.

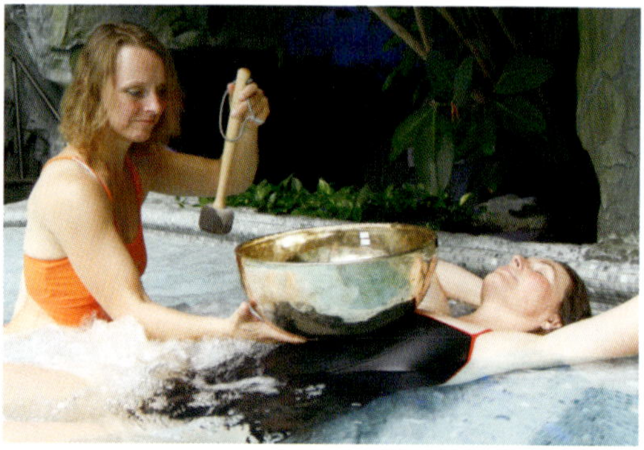

Nach zehn bis fünfzehn Minuten kann der Gebende mit dem Empfangenden die Rollen wechseln. So kommen beide in den Genuß dieser Klangtreibens.

Natürlich sind auch bei dieser Übung große Klangschalen ab zwei Kilo mit bis zu sieben, acht Kilo eine tolle Sache, da ihre "Klangwucht" das wässrige Medium optimal füllt. Aber es geht auch mit kleineren Klangschalen.

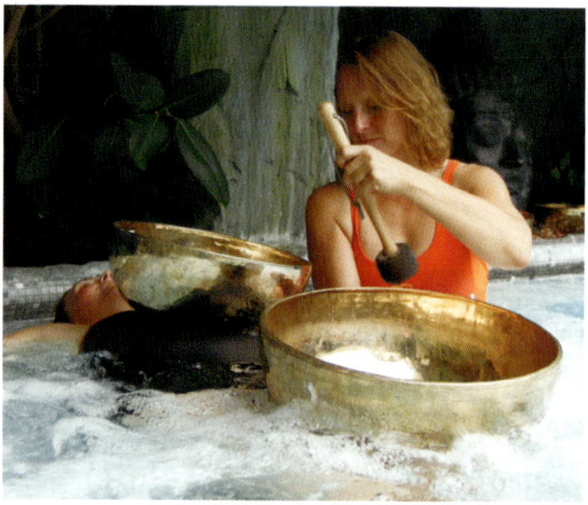

Variation am Beckenrand

Wenn Euch keine Schwimmnudeln oder ähnliche Auftriebshilfen zur Verfügung stehen, dann könnt Ihr auch gut am Beckenrand arbeiten: Die Empfangende lehnt sich mit Nacken oder Schultern auf den Beckenrand und die Gebende setzt die Schale auf den Bauch und spielt sie dort an.

Nach einer Weile kann die Schale auf die Brust umgesetzt werden. Oder Du stellst zwei Schalen auf den Körper und spielst sie im Wechsel an.

Wasser-Klang-Schweben: Anleitung für Gruppen

Jeder Empfangende hat eine Klangschale auf dem Bauch stehen. Die Gebenden greifen den Partnern vom Kopf her unter die Schulterblätter und halten sie im Wasser in der Schwebe. Alle Paare stellen sich in einen Kreis mit gleicher Blickrichtung um Dich herum. Jeder Schwebende bekommt eine Klangschale auf dem Bauch plaziert.

Begrüßung

Du gehst durch den Kreis und spielst nacheinander die auf den Schwebenden stehenden Klangschalen an, während Du die Teilnehmer anleitest.

"Wiege Deinen Partner sanft und behutsam im Wasser hin und her."

Die Klangschalen werden ein zweites Mal gespielt, während die Teilnehmer im Wasser geschaukelt werden

"Bewege Deinen Partner sanft im Wasser vor und zurück."

Die Klangschalen werden ein weiteres Mal gespielt

Durchs Wasser schweben

"Schiebe Deinen Partner behutsam vorwärts im Kreis durch das Wasser. Schön langsam und immer darauf achtend, das kein Wasser ins Gesicht schwappt."

Die Klangschalen werden gespielt

"Ziehe nun Deinen Partner rückwärts im Kreis."

Die Klangschalen werden gespielt und dann abgenommen

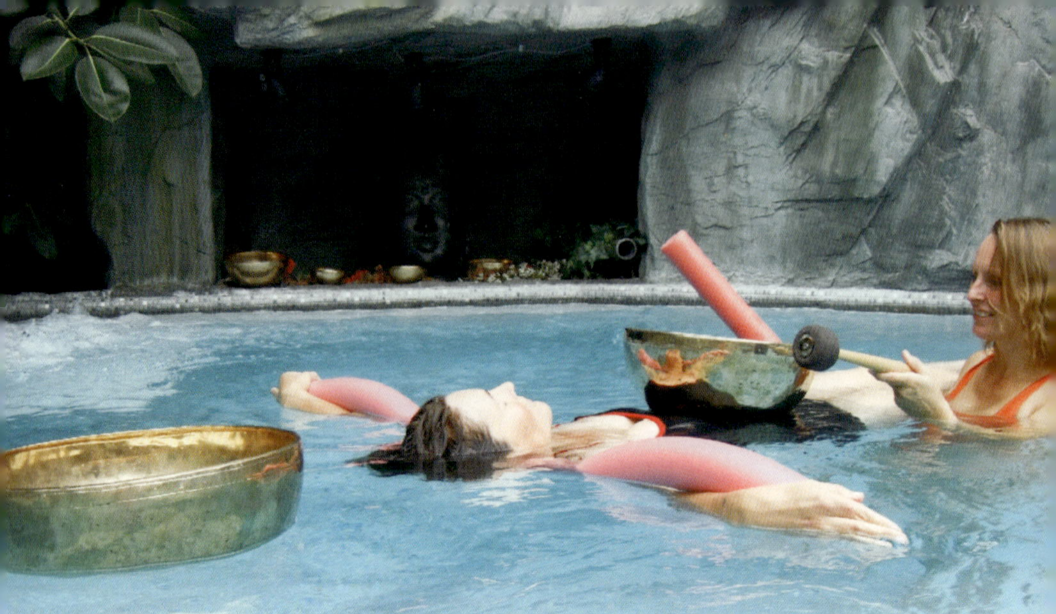

Loslassen

"Ziehe Deinen Partner in großen Schlangenlinien durch das Wasser."

Laß die Schlangenlinien kleiner werden, wechseln Sie zu einem sanften Ziehen mit leichten Schaukelbewegungen.

Suche einen freien Raum und lasse Deinen Partner los und schicke ihn in diesen Raum, in dem er entspannt davon treibt ..."

Schalen im Wasser spielen

Die Rollen Schwebender und Führender nach einer Weile des entspannten Austausches wechseln.

Klang-Tauchen

Wer sich traut, der kann auch mal tauchen, während der Partner eine oder mehrere, im Wasser treibende Klangschalen anspielt. Dann ist das Klang-Fühl-und-Hör-Erlebnis fast perfekt. Fast? Ja! Denn noch beeindruckender wird es, wenn die Augen unter Wasser geschlossen werden. Das ist wie ein Flug, denn die inneren Bilder sind noch einmal viel schöner, wenn Du unter Wasser mit geschlossenen Augen lauscht.

Und wie bei allen Übungen:

Nicht vergessen, am Ende wieder aufzutauchen!

Wir wünschen Dir und Deinen Klienten viel Freude im Reich der Klänge!

Weiterführende Literatur zum Thema

Wenn Dich das Thema interessiert und Du mehr über Klangschalen oder die Wirkung von Klängen erfahren möchtest, dann können wir Dir die Bücher von Traumzeit empfehlen. Traumzeit ist unabhängig und offen, die Informationen hier sind nicht an eine bestimmte Klang-Schule gebunden!

Praxisbuch Klangmassage

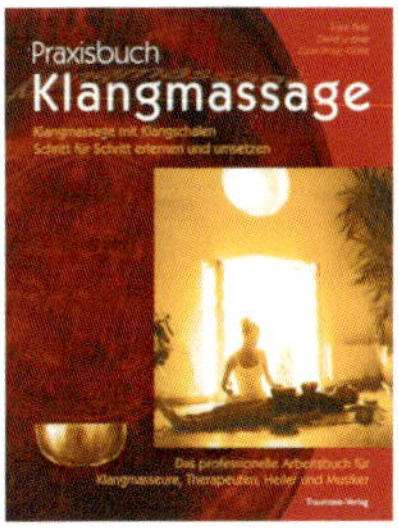

Das Grundlagenwerk und das erste Ausbildungsbuch zum Thema Klangmassage. In detaillierten Schritt-für-Schritt-Anleitungen wird der Leser dazu angeleitet, eine professionelle Klangmassage mit mehreren Klangschalen durchzuführen. Sehr viel Wert haben wir darauf gelegt, das Buch so zu konzipieren, daß es für Schüler und Lernende aller Schulen nutzbar ist. Weiter geht das Praxisbuch ausführlich auf die Planetenton-Klangschalen nach Cousto ein, beschreibt den Aufbau eines geeigneten Settings und gibt Tips zum Selbstständig-Machen als Klangmasseur. Auf die spirituelle Komponente in der Klangarbeit richtet sich hier ein weiteres Augenmerk.

David Lindner, Frank Plate, Zoran Prosic-Götte: **Praxisbuch Klangmassage - Klangmassage mit Klangschalen Schritt für Schritt erlernen und professionell umsetzen** 160 Seiten Großformat, weit über hundert Fotos, Hardcover. ISBN 978-3-933825-37-7

Eine Fortsetzung des Buches mit Beiträgen von Dozenten verschiedener Schulen ist in Vorbereitung: Praxisbuch Klangmassage II.

Klangtherapie

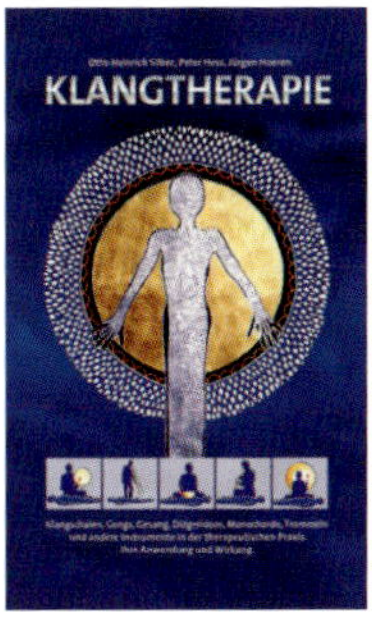

Wer sich für den professionellen Einsatz von Klängen interessiert, für den ist dieses ebenso kurzweilige wie informative Werk eine Pflichtlektüre. Der praktische Arzt Dr. Otto-Heinrich Silber arbeitet seit Jahren in eigener Praxis mit Klängen. In diesem Buch informiert er über Klangschalen, Gongs, Didgeridoos, Monochorde, Gesang und Trommeln, ihre Anwendung und Wirkung.

Das Buch ist wissenschaftlich fundiert, aufgrund seiner Interviewform und der klaren Sprache auch für medizinische und therapeutische Laien sehr verständlich.

Dr. med. Otto-Heinrich Silber, Dr. med. Peter Hess, Jürgen Hoeren: **Klangtherapie - Gesang, Klangschalen, Gongs, Didgeridoos, Monochorde, Trommeln und andere Instrumente in der therapeutischen Praxis. Ihre Anwendung und Wirkung.** Hardcover, Fadenheftung. 208 Seiten, ISBN 978-3-933825-68-1

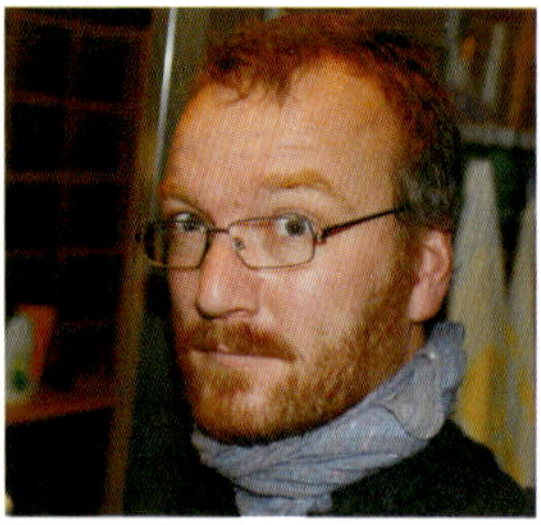

David Lindner

geb. 1969, Autor von einem Dutzend Bücher über Klang. Verleger und Herausgeber des Traumzeit-Verlages. Bildet interessierte Menschen in Klangmassage, Klangtherapie und heilsamer Klangkunst mit Klangschalen und Stimmgabeln aus. Er führt mit seiner Frau Doris im Traumzeit-Haus in der Pfalz eine Praxis für Klangmassage, schamanische Seelenarbeit, energetische Raumberatung, Reittherapie, Akupunktur und Allgemeinmedizin.

David gilt als einer der Pioniere einer ganzheitlichen, heilsamen Klangkunst. Immer wieder führt er Künstler, Autoren, Wissenschaftler und Konzepte in innovativen Projekten zusammen, die neue Standards setzen und Eingang in die Klangkonzepte vieler Schulen finden.

Danksagung
Zuallererst und immer wieder: meiner Frau Doris für das Meer von Liebe. Meinem Gefährten Socke für sein ewig frohes Gemüt und seine Schönheit. Dank an Uta für die Beharrlichkeit, sonst hätte ich dieses Projekt nie umgesetzt. Dank an die TeilnehmerInnen meiner Ausbildungen: Ich bin Euer dankbarer Schüler! Danke an die Kraft, die mich gesund sein läßt und mir den Mut gibt, meinem Weg zu vertrauen.

Zertifizierte Ausbildungen an der Akademie für heilsame Klangkunst
Klangmassage mit ausgemessenen Klangschalen
energetische Klangarbeit mit Stimmgabeln
Klangtherapie
Fachfortbildungen Klangmassage für Wellness-Bereiche in der Hotelbranche u.a.m.

Akademie für heilsame Klangkunst
Doris und David Lindner
Im Langgarten 24, D-66484 Battweiler
Fon: 06337-2090399, Fax: 06337-2090398
www.klangmassage-ausbildung.info
david@klangmassage-ausbildung.info

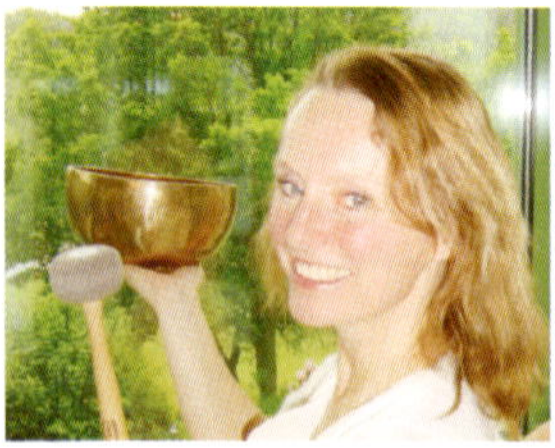

Uta Karen Mempel

geb. 1965, Mutter von drei Kindern.
Klassisches Musikstudium (Klavier und Kontrabass) mit Abschluss zur Dipl Musikerin. Lange Unterrichtstätigkeit an verschiedenen Musikschulen und Konzertreisen durch ganz Europa. Leistungssportlerin seit dem 15. Lebensjahr bis zu deutschen Meisterschaften. Fortbildungen im Bereich Rhythmik Reiki, Meditation, Shiatsu und Klangmassage. Seit fünf Jahren klassische Gesangsausbildung bei Anja Schwab. Selbstständig mit eigener Musikwerkstat - Institut für ganzheitliche Klangarbeit. Dozentin/ Referentin im Wellness- und SPA-Bereich, in Rehakliniken und Schulen, Fortbildungsverband für Erzieherinnen.

Danksagung
Danke für den Glauben, lieber Jürgen. Danke für die Räumlichkeiten, lieber Harald. Danke für die Worte, liebe David. Danke für die vielen Telefonate, liebe Sabine. Danke für den Mut, Sinnflut Bad Brückenau. Danke für die vielen Stunden, in denen ich üben und erleben durfte. Danke für das viele Feedback, liebe Teilnehmer. Und zuletzt Danke für die Disziplin, die Liebe und die Ideen, lieber Gott.

Fortbildungen für den Gebrauch der Klangschalen im Wellness-Bereich
Praxisnahe Inhouse -Schulung für Sauna- und Bademeister.
Einjährige Ausbildung Klangpädagogik

Musikwerkstatt Esslingen
Institut für ganzheitliche Klangarbeit
Uta Karen Mempel
Neckarstr. 54, 73728 Esslingen
www.Traum-Klaenge.de, www.Klangmandala.de
Tel: 0711-74038786

Bezugsquelle für Klangschalen

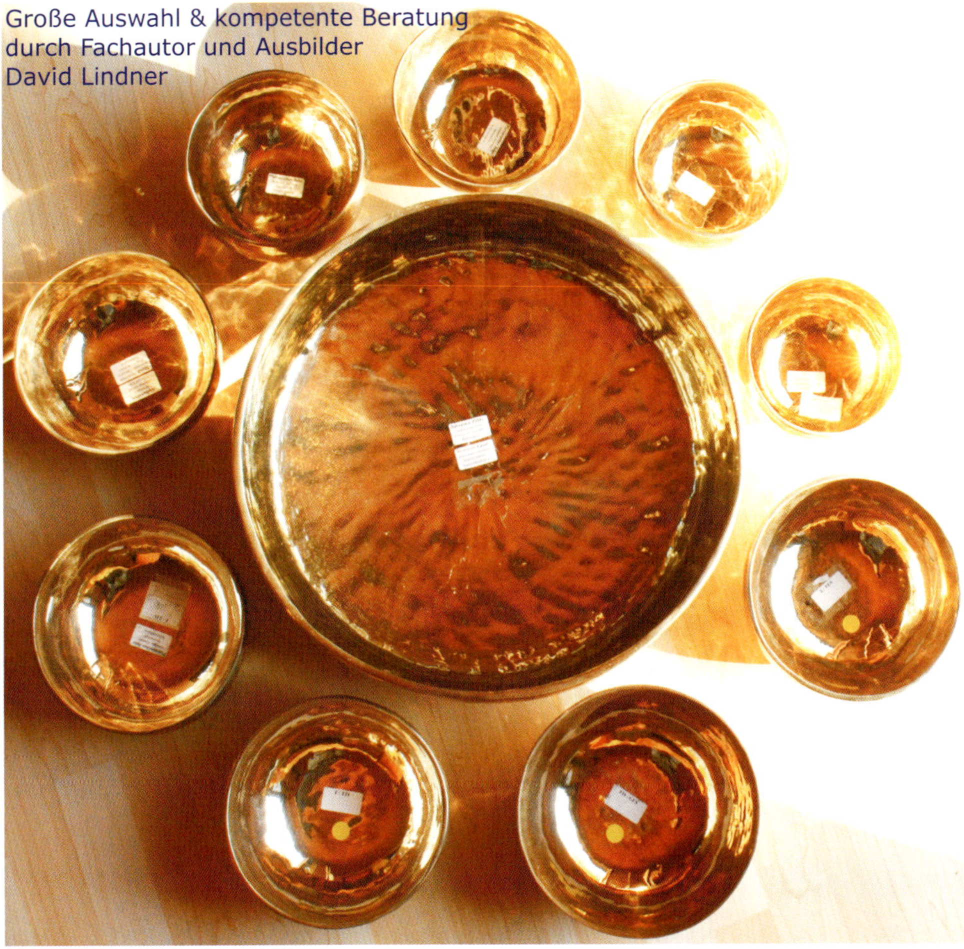

- Qualitätsklangschalen mit ausgemessenen Tönen in großer Auswahl
- Speziell abgestimmt auf die Übungen in diesem Buch
- Sets von drei, vier und fünf Schalen
- Große Auswahl Riesen-Klangschalen für Fußbäder

Im Internet
www.wellness-klangschalen.info

Direktverkauf
Das Traumzeit-Haus
David und Doris Lindner

66484 Battweiler in der Südwestpfalz
Telefon: 06337-2090399

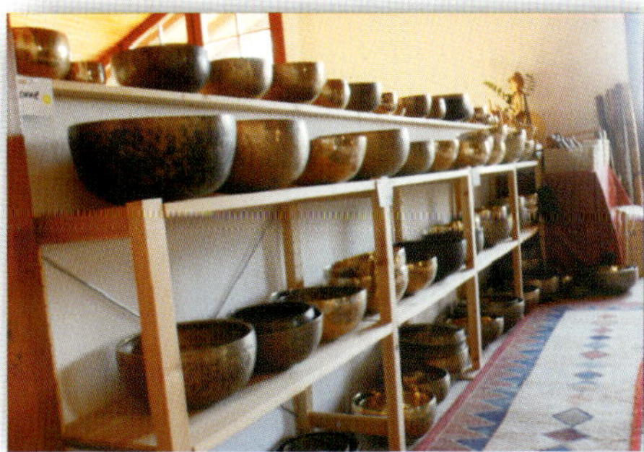

Impressum

Klangschalen für Wellness und Sauna
David Lindner & Uta Karen Mempel
ISBN 978-3-933825-71-1

Grundkonzeption: Uta Karen Mempel (www.klangmandala.de)
Finale Konzeption und Umsetzung: David Lindner (www.klangmassage-ausbildung.info)
Layout und Fotos: David Lindner
Mit Ausnahme der Fotos auf Seite 50, 123: Uta Karen Mempel
Korrektorat: Petra Zwerenz, Doris Lindner.

Danke an die Fotomodels Klaus-Peter, Sabrina, Sigrid, Alexander und Doris.

Danke an die SchwabenQuellen in Stuttgart, in deren Räumen die meisten Fotos dieses Buches entstehen durften. www.schwabenquellen.de

Wichtiger Hinweis
Alle Übungen, Abläufe und Zeremonien in diesem Buch sind in der Praxis ausführlich erprobt. Dennoch: Klangarbeit mit Klangschalen und besonders Klangarbeit in Saunen sind ein völlig neuer Bereich der Selbsterfahrung.
Sie sind verpflichtet, in eigener Verantwortung zu handeln.
Setzen Sie nur die Übungen um, die sich für Sie stimmig anfühlen!

Aus dem Hebräischen Kulturraum stammt ein weiser Spruch, Motto aller Traumzeit-Bücher, hier aufs Thema abgewandelt:
Wenn eine Klangschale und dieses Buch verschiedener Meinung sind - traue der Klangschale.

Bibliographische Information Der Deutschen Bibliothek:
Die Deutsche Bibliothek verzeichnet diese Publikation in der Deutschen Nationalbibliografie; detaillierte bibliografische Daten sind im Internet über http://dnb.ddb.de abrufbar.

Besuchen Sie uns auch im Internet: **www.traumzeit-verlag.de**